图解服务的细节
137

HACCPへの対応が具体的にわかる
図解　飲食店の衛生管理

餐饮店卫生管理

［日］河岸宏和 著

冯晶 译

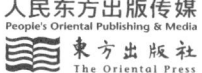

人民东方出版传媒
People's Oriental Publishing & Media
东方出版社
The Oriental Press

○ 前 言

餐饮店如何面对前所未有的危机？

2020年初暴发了新冠疫情，因病毒传播和蔓延，餐饮业遭受沉重打击。"餐饮店"成了替罪羊。日本政府颁布规定：餐饮店客人不可超过5人，营业时间截止到晚上8点（2021年9月）。

此外，因新冠疫情，街上海外游客的身影逐渐消失了。巅峰时期一年超4000万客人的消费量不复存在，影响十分严重。

虽然餐饮店尝试销售便当、提供外卖等服务，但大部分店铺都无法靠政府的补贴，弥补营业额和利润损失。实际上，靠海外游客为生的店铺被迫关门的情况逐渐增多。

在这样的背景下，幼时学到的基本卫生规范——"饭前洗手和漱口"等重新被重视了起来。此外，营造对本地顾客友好的环境变得非常重要。能够做到这些，即使外国游客减少，靠本地顾客，也能让店铺红火起来。

在传染病大流行的时期，餐饮店的工作是"提供安全放心且有营养的美味食物"。本书中，我将基于自己在各食品工厂以及世界著名连锁店中积累的卫生管理知识，介绍一些"安全"保障方法。

基于 HACCP 的新型卫生管理方法

自 2021 年 6 月开始，餐饮店也开始应用 HACCP［由 Hazard（危害）、Analysis（分析）、Critical（重要）、Control（管理）、Point（点）5 个单词首字母构成］卫生管理方法。

为避免发生食物中毒，HACCP 要求做好从食材到员工管理、加热烹饪工序的全部记录。

一听到"需要记录"，大家可能会产生抵触情绪，但只要掌握要点，一个笔记本就可以记录 HACCP 所要求的全部管理数据。此外，在 HACCP 中，正确管理食材的温度，也很重要。本书中，我以清晰易懂的方式总结了 HACCP 卫生管理要点，若餐饮店从业者们能以此为契机，重新学习正确的卫生管理方法，提高自己的卫生管理意识，将是我的无上荣幸。

应用 HACCP 及实施新冠防疫要求所规定的卫生管理方法，对食品从业者而言，可以说是理应做到的。只是迄今为止，日本的餐饮店即使没有做到"理应做到的卫生管理"，也没出现什么大问题。然而，HACCP 已启用，在防范新冠病毒的时期，我们需要导入和应用符合世界标准的卫生管理方法，提升卫生管理意识。

而且，此套卫生管理方法并非新冠疫情结束就可以退场了，切勿忘记未来也有可能出现新型传染病。

此外，请把本书作为员工培训工具应用起来。书中插图下方总结了培训要点，只要把插图放大复印，就可以当作培训教材来培训员工。培训后，将它贴在昭示栏中，效果会进一步提升。希望本书可以为大家的餐饮店略尽绵薄之力。

食品安全教育研究所代表　河岸宏和

目 录

第 1 章　餐饮店应用 HACCP 的基本方法

1-1　新冠疫情和 HACCP 改变了人们的卫生意识 ……… 002
1-2　应用 HACCP = 不引起"食物中毒" ………………… 005
1-3　没有平板电脑就会被卫生管理局批评 ……………… 008
1-4　除营业额和客户数量外的其他必要记录 …………… 011
1-5　HACCP 的目的不是记录 ……………………………… 014
1-6　负责人不可跨越道德标准 ……………………………… 017
1-7　食物中毒不只是上吐下泻 ……………………………… 020

第 2 章　应知晓的避免食物中毒的管理方法

2-1　能否解释"危害的发生方式" ………………………… 026
2-2　顾客的投诉有哪些 ……………………………………… 029
2-3　从现在起，我们的基本态度是"防患于未然" …… 032
2-4　谁负责打扫卫生间 ……………………………………… 035
2-5　采购蔬菜的注意点 ……………………………………… 038
2-6　烹制阶段应记录些什么 ………………………………… 041

I

2-7	如何处理投诉	044
2-8	了解 PHF（Potentially Hazardous Foods）	047
2-9	细菌不是潜在危害的唯一原因	050
2-10	了解 RTE（Ready To Eat）	053
2-11	PHF 为什么能变成 RTE	056
2-12	万一发生食物中毒，要怎么办	059
2-13	真的需要进行大便检查吗	062
2-14	误饮洗涤剂	065
2-15	处理过敏问题的基本做法	068

第 3 章　厨房中 HACCP、预防各种病毒的卫生管理方法

3-1	厨房要注意清洁把手和水龙头	074
3-2	不把纸板带进厨房	077
3-3	厨具仅靠清洗是不够的	080
3-4	洗涤剂的正确存放位置	083
3-5	冷藏冷冻品的收货工作很重要	086
3-6	蔬菜和蛋糕共用一个冰箱这种事儿	089
3-7	何时清洗的冰箱滤网	092
3-8	不可以使用透明保鲜膜吗	095
3-9	在炸锅旁会感到眩晕吗	098

3-10	勿将垃圾桶直接放在地上	101
3-11	经常接触的地方要保持洁净发亮	104
3-12	弄错了酒精与洗涤剂	107
3-13	苍蝇乱飞	110
3-14	有蟑螂的店铺怎么可能做出美食	113
3-15	货架黑了	116
3-16	异味从何而来	119
3-17	一升装酒瓶破碎	122

第4章　预防各种病毒、食物中毒等危害的餐具管理方法

4-1	需要几个水槽	128
4-2	三槽水槽是必要的	131
4-3	洗碗机斑驳了吗	134
4-4	餐具洗后应放在哪里	137
4-5	只清洗杯子，是不够的	140

第5章　应用HACCP、预防各种病毒的清洁管理方法

5-1	餐厅入口是否整洁明亮	146
5-2	是否向周围散发恶臭	149
5-3	店前的海报贴歪了	152

5-4	地面湿滑并非理所应当	155
5-5	顾客希望能够洗手	158
5-6	开窗并不能通风	161
5-7	桌子上不放任何东西	164
5-8	扔掉脏了的暖帘和调料瓶吧	167
5-9	必须设置隔离挡板	170
5-10	追求水质，是保证美味的第一步	173
5-11	每日更换工作服	176
5-12	指甲长了，用餐感受毁于一旦	179
5-13	是否有一个让大家轻松表达意见的环境	182

第6章 外带、外卖的基本知识

6-1	"外卖工作人员看起来好脏"的解决方案	188
6-2	生肉，真的可以销售吗	191
6-3	可以销售日本酒和红酒吗	194
6-4	容器"倒了也不洒"，是铁律	197
6-5	真的需要刀叉吗	200
6-6	生蔬菜变热了也没事吗	203
6-7	精挑细选外送菜单	206
6-8	配送服务商的挑选方法	209

6-9	应注意从"取餐"到"送达"的时间 …………… 212
6-10	清楚注明有效期和保存方法 ………………… 215
6-11	明确配送后的责任 ……………………………… 218
6-12	批量订单的制作步骤 …………………………… 221

第7章 预防"临时工恐袭",做好员工培训

7-1	意识到自己是食品专业人士 …………………… 226
7-2	时刻思考如果是对于自己非常重要的人吃到后会怎样 …………………………………………… 229
7-3	培训的基础是每日晨会 ………………………… 232
7-4	第一句话最重要——接听电话的基本 ………… 235
7-5	临时工恐袭,并不全是临时员工的问题 ……… 238
7-6	交换日记是焕发员工活力的源泉 ……………… 241
7-7	海外旅行需要提前申请是真的吗 ……………… 244
7-8	顾客能够日复一日欣然享用,非常重要 ……… 247
7-9	可以宣扬"那位艺人来光顾过"吗 …………… 250

第8章 HACCP要求的"记录"方法

| 8-1 | 发生事故时,能否追溯到食材 ………………… 256 |
| 8-2 | 能否追溯到员工的健康状态 …………………… 259 |

8-3	记录应保存多久 ················	262
8-4	是否有设备维修记录 ··············	265
8-5	有清洁记录吗 ·················	268
8-6	食品专业人士每天都会做记录 ········	271
8-7	员工也需要成长吗 ···············	274

第9章 被称为"优质好店"的重要因素

9-1	是否时常思考30年后店铺的模样 ········	280
9-2	为员工创造一个良好的工作环境 ········	283
9-3	中学生想来店里实习吗 ··············	286
9-4	是否向员工展示了目标与梦想 ·········	289
9-5	思考如何减少食物浪费 ··············	292
9-6	可以使用吸管吗 ···················	295
9-7	切勿忘记各种各样的宗教信仰 ·········	298
9-8	动物福利是全球性趋势 ··············	301
9-9	遇到灾害时可以为地区社会做些什么 ····	304
9-10	轮椅和婴儿车能否自由进出 ··········	307
9-11	想带狗狗一起光顾 ·················	310

结 语 ································ 314

第 1 章

餐饮店应用 HACCP 的基本方法

—— 新冠和 HACCP 大大改变了人们的卫生意识

因 HACCP 的导入和新冠防疫要求，亟待变革的餐饮店应具备基本的卫生意识。本章将介绍餐饮店应了解的基本卫生管理方法。

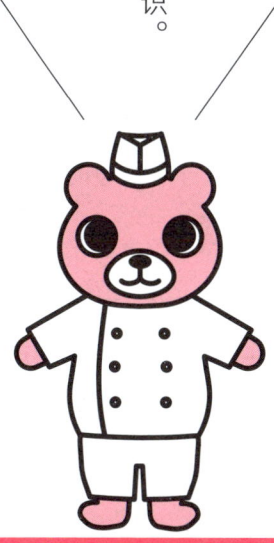

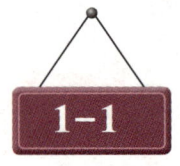 新冠疫情和 HACCP 改变了人们的卫生意识

新冠疫情的发生和 HACCP 的导入，要求餐饮店实施更加合理的管理方法。那么，何谓新型卫生管理方法呢？

被视为感染源的餐饮店

2020 年年初，日本出现了新冠病毒传染征兆，在大型邮轮上发生聚集性感染后，疫情大规模暴发。

佩戴口罩和避免"三密"（密闭、密集、密切接触）成为新冠防疫措施。然而，餐饮店成了替罪羊，政府禁止店铺晚上营业和提供酒类，餐饮业因此遭受严重打击。

餐饮店严格实施新冠防疫措施，包括进店测温、酒精消毒、通风换气、设置隔离挡板、就餐期间与人沟通时佩戴口罩等。

另外，除了一直存在的诸如病毒、痢疾，未来还可能出现其他传染病。**预防传染病，需不断获取最新信息，采取预防措施**，如安装强制换气的通风系统、设置进店洗手台等。

拥抱世界的变化

餐饮业 HACCP 于 2021 年 6 月起正式实施。虽然有不少人觉得 HACCP 是食品工厂思维，不适合餐饮业，但我们应将 HACCP 作为避免食物中毒的方法加以正确理解，开展员工培训。

如果单纯认为遵守 HACCP = 记录很重要，会遇到被咨询公司推荐购买 iPad 的情况。然而，**重要的不是导入 iPad 并进行记录，而是正确认识危害，然后进行记录并保存。**

塑料吸管等环保问题，圈养鸡等动物福利问题，日本人每天扔一个饭团等食物浪费问题等，人们对食品问题的认识正在不断变化。

时代已变，全体工作人员若能掌握食品行业的变化，并采取相应措施，将能够与其他店铺进行差异化竞争。

不断提升对食品问题的认识

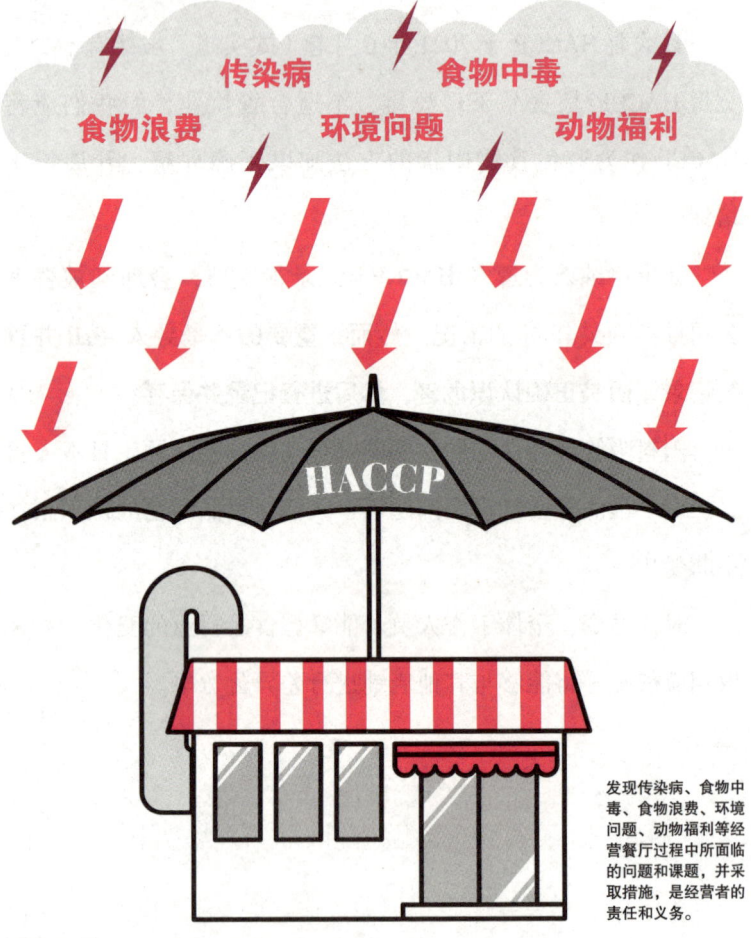

发现传染病、食物中毒、食物浪费、环境问题、动物福利等经营餐厅过程中所面临的问题和课题,并采取措施,是经营者的责任和义务。

Point
1. 不断感知世界的变化
2. 是否已采取措施来预防可能出现的危害
3. 对员工开展危害预防培训

第 1 章 | 餐饮店应用 HACCP 的基本方法

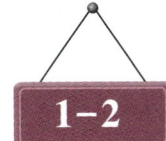 应用 HACCP＝不引起"食物中毒"

不只要有烹饪后的记录，还要有原材料的安全性记录，以及从原材料到货到食用阶段的全部正确操作记录。

能否说明各项工作的具体要求

以炸鸡块为例，思考一下如何应用 HACCP。《原材料规格书》中规定了采购什么样的鸡肉、供货商、鸡肉大小、鸡肉价格等。

这种规定就像田径体育中的跨栏一样。如果细菌跳过它，比赛就结束了。如果栏架太低，任何人都能跳过去，那么竞技本身就不成立。**按照参赛者＝细菌、安全标准＝栏架，要避免细菌跳过栏架，每日记录细菌是否在"规定高度内"，是非常重要的。**

如果规定鸡肉的保存温度为 5℃ 及以下，而到货状态为 6℃，则必须退货。

进一步而言，绝不可以因为供货商和店铺距离近，就把应保存在 5℃ 及以下的鸡肉放进轻型面包车进行运输。

是否有记录证明各项工作符合规定

对于炸物的烹饪规定是，在175℃的温度下炸5分钟。即使麻烦，也要确认油温是否为175℃，并使用计时器，测足5分钟。

HACCP并不是为了记录而记录。**记录异常情况的正确处理方法，非常重要**。例如规定到货温度为5℃，但实际到货温度为6℃，因此要进行退货处理。

如果炸锅温度显示为160℃，绝不可直接记录就开始炸鸡，而是要等温度上升至175℃，才开始炸。如果温度升不起来，就记录为炸锅出现故障。

将新鲜出炉的菜品外送时，需提前设定食用期限，科学判断几小时内食用是安全且美味的。

第1章 | 餐饮店应用 HACCP 的基本方法

HACCP记录"正确处置方法"

安全地交给顾客前
存在很多"关卡"

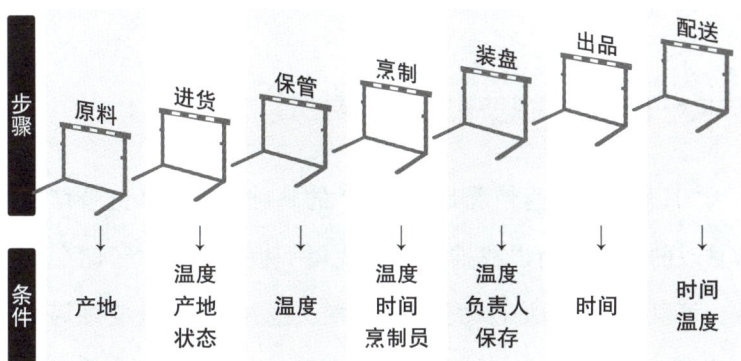

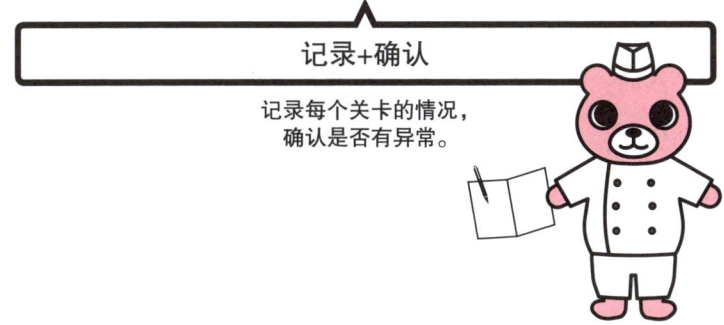

记录每个关卡的情况，
确认是否有异常。

Point

1. 能够说明各项工作的规定
2. 记录过关失败时的处理方法
3. 配送时设置食用期限

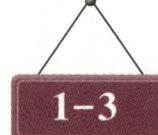 **没有平板电脑就会被卫生管理局批评**

随着 HACCP 卫生管理成为餐饮店的义务，针对平板电脑、软件、云储存的推销多了起来。

用平板电脑进行记录管理真的有必要吗？

"日常记录卫生情况是 HACCP 的基础。用纸张记录存在被篡改的风险，所以我推荐贵店使用平板电脑"，"云储存数据，可以每日将数据自动上传到云端，也方便供卫生管理局检查数据"，系统公司销售员们用上述话术，进店推销的情形很常见。

行政书士[①]也纷纷进店，宣传自己可以教授记录和保管方法，以及需要哪些票据。

然而，**在基于 HACCP 进行卫生管理的工作中，比起做记录和保存，理解为什么鸡肉的保存温度为 0~5℃，并做好温度管理，更加重要**。换言之，如果保存鸡肉的冰箱测温计的指针指向了 12℃，知道如何妥善处理，十分重要。

---

① 行政书士（行政書士）是专门处理行政手续的一种法律职业，经日本政府许可，专门接受他人的委托，制作并向行政单位机关提交各种文件。

推荐用笔记本管理

在导入平板电脑之前,先试试用笔记本做记录吧。

在导入收银机之前,营业额、客人数量、各菜品的销售情况等都应该是通过笔记本记录的。所以,应用HACCP,也先试着从笔记本开始记录吧。

使用笔记本记录天气、气温等信息的同时,还要记录员工健康状态、冰箱情况、食材的入库状态、设备情况、客户反馈的问题等。可以将此记录扫描后保存在电脑里,也可以一直留在笔记本中,都不会出问题。**重要的是确认和记录每日温度,出现异常时进行处理**。即使将测温计接入物联网,但如果只是机械地记录异常数值,也没有任何意义。

HACCP记录要点

用笔记本记录就OK

年　月　日	
·人工费　　　　累计	
·进货额　　　　累计	
·作业前检查	
·员工情况	
·冰箱温度	
·加热机器的情况	
·工作检查	
·入库货品/原材料的问题	
·原料废弃情况	

·营业额　　　　累计	
·客户反馈的问题	

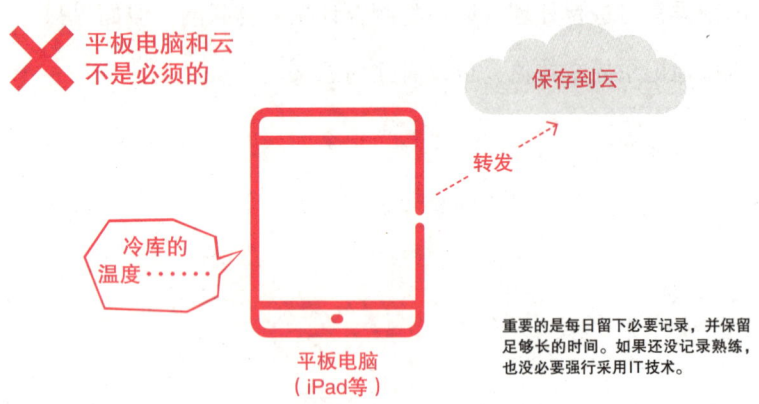

✗ 平板电脑和云不是必须的

保存到云

转发

冷库的温度……

平板电脑（iPad等）

重要的是每日留下必要记录，并保留足够长的时间。如果还没记录熟练，也没必要强行采用IT技术。

Point

1. HACCP的基本应用方法与日常营收管理是一样的
2. 记录本身不重要，数据代表的意思很重要
3. 记录员工的健康状况

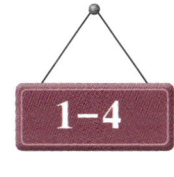

1-4 除营业额和客户数量外的其他必要记录

像对营业额很感兴趣一样，对原料、冰箱温度、员工健康情况也要保持兴趣。

只有好原料才能做出好商品

鸡肉到货时，是否确认了温度？与供货商约定的鸡肉到货温度区间为多少？鸡肉不够时，如果没有保温功能的轻型面包车送来了鸡肉，是否收货？是否有打开纸箱，确认鸡肉状态？

在日本，我在食品工厂不曾见过开箱检货的情形。但我在**中国超市确认到货检查工作时，发现他们会打开箱子，并测量重量**。他们开箱后，发现虽然箱子表面温度低，但里边的货品是温的，外包装上有水珠，像是之前保存在了温度较高的环境中。最终结果自然是拒绝收货，并记录在笔记中。贵店是否有进行开箱检查，并留下记录呢？

安全的东西只有通过健康的员工才能做出来

员工出勤时，是否有检查包括负责人在内的全部员工的健康状态？理想状态是，大家在厨房外，洗手前进行测温，确认身体状态，然后留下记录。当然，如果是外卖，还需要测量配送员的体温，确认其身体状态。

即使新冠结束了，也要确认员工的身体状态。当员工在工作过程中身体出问题，记录处理方法是非常重要的。

在店里或外卖送到顾客手里时，如果收到抱怨或者表扬，有必要记录下来。**客户表扬"今天的菜真的很好吃"时，也要记录。**

因为，记录可以用于分析为什么那一天的菜那么美味。

第1章 | 餐饮店应用 HACCP 的基本方法

保证品质和服务的两个关卡

❶ 进货的关卡

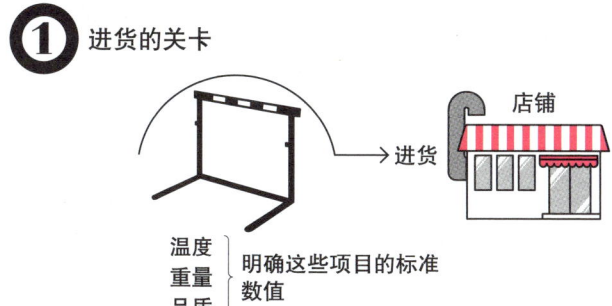

温度
重量　明确这些项目的标准
品质　数值

❷ 员工的关卡

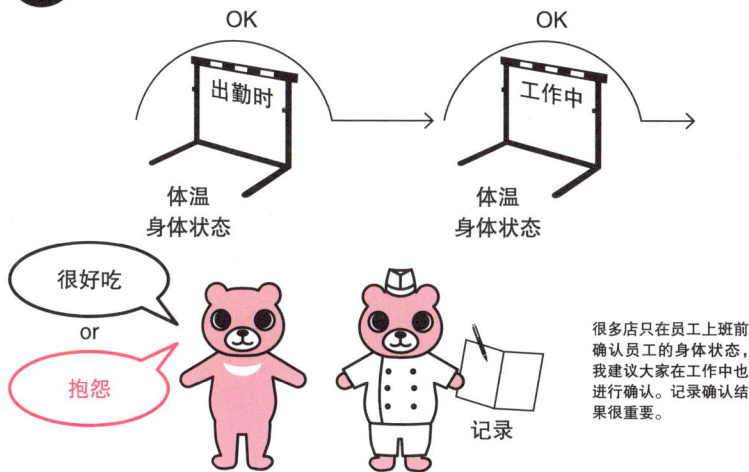

很多店只在员工上班前确认员工的身体状态，我建议大家在工作中也进行确认。记录确认结果很重要。

Point

1. 原材料到货时有异常，要记录
2. 记录员工的健康状态
3. 记录顾客的反馈

013

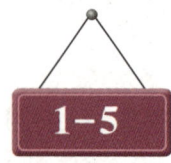 **HACCP 的目的不是记录**

"发现鸡肉变热了,确认温度后记录有异常",如果是这样的记录,并没有什么意义。

做记录并不是目的

假设保存鲜奶油的冰箱温度变成 0℃。而此冰箱的管控温度为 5℃~8℃,温度范围很窄,这很考验管理难度。

温度记录员工留下了 0℃ 的记录。因为他觉得测出的温度比管控温度低,没有问题。然而,鲜奶油的保存温度过低的话,打发时将难以起泡。低一摄氏度的鲜奶油都用不了,所以那天店铺没能提供甜点。

做记录是为了发现异常时能及时进行处理。

炸锅中的油也一样,天妇罗和炸物因油的氧化程度不同,呈现出不同的色泽和味道。因此,需要了解油的不同氧化程度代表着什么,并采取相应行动。

事后发现也要处理

假如小麦粉的供货商联系你称"某一批小麦粉可能混入了异物",那我们需要找到那批小麦粉的使用日期,确认是否有客户反馈食品中有异物。

虽然很多人会萌生"保持沉默就不会被发现"的心理，但为了店铺的信誉，应该毫无保留地公布信息，通过店头POP①告诉来店的客人，不久之前，菜品中使用的小麦粉可能混入了异物。

有官网的店铺可以在自己的主页贴出此消息。如果送过外卖，能找到电话号码的话，最好联系一下客人。

保持透明、公布信息，有利于提升店铺的信誉。

---

① POP：Point Of Purchase，意为"卖点广告"，又名"店头陈设"。

重要的事情在记录后

◯ 根据记录，采取行动

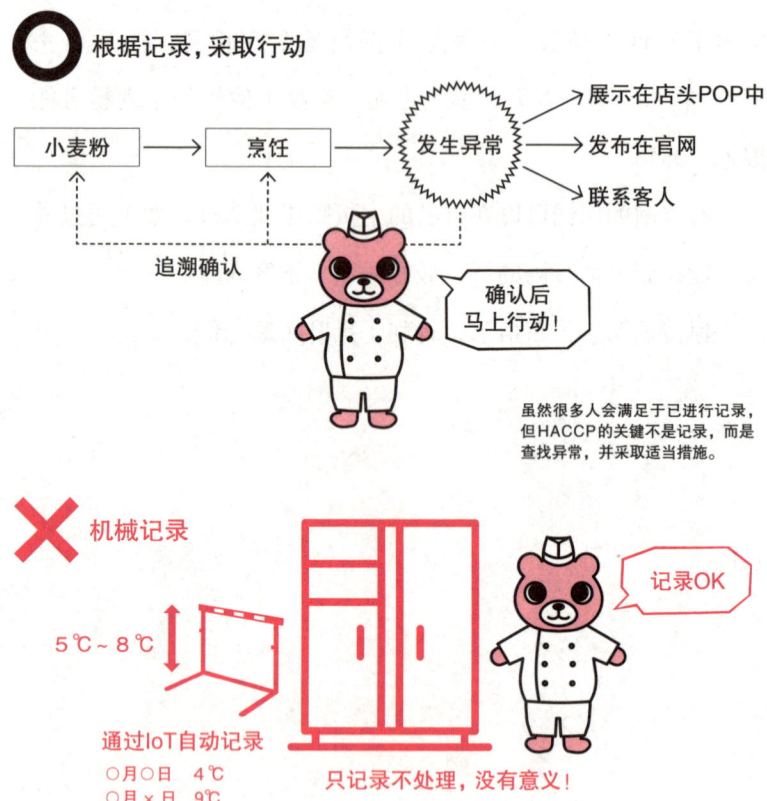

虽然很多人会满足于已进行记录，但HACCP的关键不是记录，而是查找异常，并采取适当措施。

Point

1. 对比标准有出入，要处理
2. 记录已做处理
3. 烹饪完成后，发现了异常，要处理

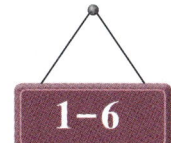

1-6 负责人不可跨越道德标准

"过了保质期也没关系""明天太忙了,今天先准备好吧",负责人绝不可以有此想法。

一旦行差踏错

"店长,有一份名品牛肉订单,但是牛肉过期了。怎么办?"

"哪位顾客?""坐在窗边的那对情侣。"

"第一次来吗?""是的。""反正也吃不出来,直接上吧。"

你认为难道不会有这样的餐厅吗?其实,我在现实生活中遇到过餐厅把早已过期的肉冷冻起来,每天使用过期肉的情况。

一旦店铺负责人行差踏错,轻视食品安全的地基,做出店铺利益优先的判断,就难以从道德缺失的状态中走出来。切勿忘记,比起眼前小利,客户信誉、员工的信赖更加可贵。

能否何时都问心无愧

可否在任何时候都不怕客户听到厨房中的对话?确实,牛肉过期一天,并不会马上引起食物中毒。面对名品牛肉的订单，用有雪花纹的日本产牛肉冒充，也许能获得更高的利润。把没动过的宴会料理重新装盘，把装饰三明治用的欧芹洗一洗，提供给别的顾客，也不会发生食物中毒。

但是，**员工都看在眼里**。

即便是一人经营的店铺，食材供货商也会清清楚楚地知道这家店没有进名品牛肉。

请回顾一下，你可否在任何时候都毫无保留地向客户说明厨房里发生着什么。

第1章 | 餐饮店应用 HACCP 的基本方法

安全意识从来不会脱离于责任人的思想观念

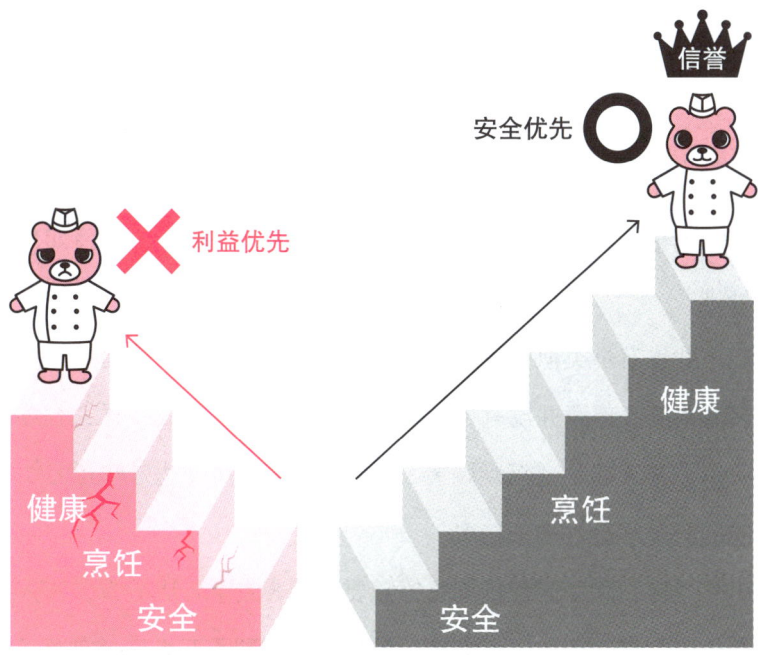

正确使用安全食材，可以保证顾客的健康。
一旦丢掉道德标准，不仅丢失信誉，利润也会下滑。

Point
1. 要无论何时，都对顾客问心无愧
2. 始终把安全放在第一位
3. 摒弃"不扔掉也能用"的利益优先想法

019

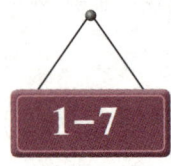 **食物中毒不只是上吐下泻**

"食物里边的玻璃碎片割了我的嘴""太咸了,咽不下去""有蟑螂腿"等也属于食物中毒。

如果食物被剩下

如果顾客起身离开,留下只吃了一口的餐盘,你会如何处理?

我也有过类似经历,只吃了一口炒荞麦面,因味道太咸而转身离开。但我并没有告诉餐厅理由。像那时的我一样,餐厅中很多客人都是"沉默顾客"。他们不会主动表达好吃还是难吃,只是不会再来第二次。

其实,除了因市场调查等需要反复奔走于各店的人,客人都是因为想吃才点了那道菜。**如果食物被剩了下来,一定要思考是不是味道怪异、是否有异物**。可能有人不在意这一点,但如果仔细观察被剩下的菜,甚至会发现蟑螂。

大部分人都不会表达出来

我以前在大型超市工作时,曾出货过两万个不成块的豆腐。任谁见了，都会认为是不合格的软塌塌的豆腐，但只有两个顾客给了我反馈。**即使是不好吃、很咸的食物，大部分客人也不会说出来，他们只是沉默着离开，不会再来。**

顾客剩餐，是不是食物有什么物理性或化学性危害？是不是有腐烂味？即使食物没有问题，也有可能是客户在店里看到了老鼠，或者看到盘子中有蟑螂在爬。

"客人您好，如果方便，可否询问一下您为何只吃了一口吗？"

我相信，这一句话都能帮助店铺变得更好。

食物中毒的原因和症状各种各样

"不好吃"的原因?

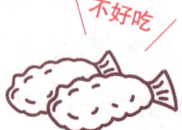
不好吃

1 物理性危害
物理性危害
混入玻璃碎片、金属等

2 化学性危害
混入清洗剂、杀虫剂等

3 生物性危害
有腐烂味

4 害虫问题
混入老鼠屎、蟑螂等

5 标签问题
便当标签日期错误等

6 致敏原
菜单或说明中有未展示的致敏原

此外，还存在"太咸""烧焦了"等，让客户在味觉上不喜欢的原因。

Point

1. 虚心听取客户的意见
2. 记录客户的意见
3. 时刻思考防范措施

第1章｜餐饮店应用 HACCP 的基本方法

Column

梳理一下食物中毒的原因吧

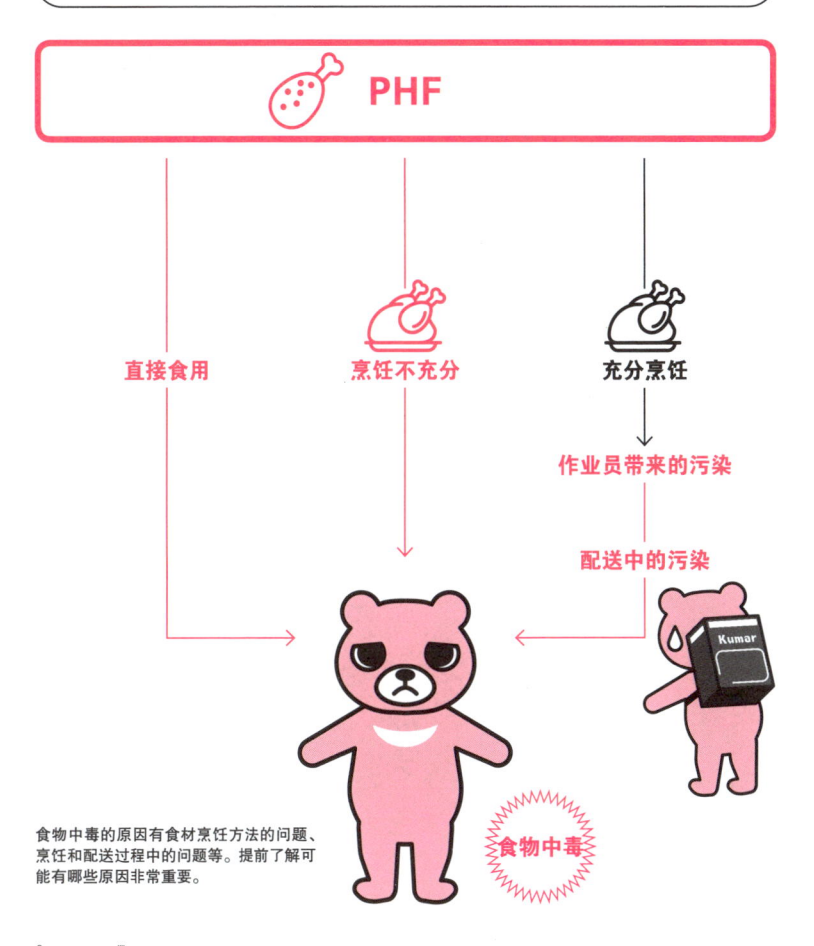

PHF

直接食用　　烹饪不充分　　充分烹饪

作业员带来的污染

配送中的污染

食物中毒

食物中毒的原因有食材烹饪方法的问题、烹饪和配送过程中的问题等。提前了解可能有哪些原因非常重要。

Point

1. 理解由食材引起的食物中毒
2. 理解由作业员引起的食物中毒
3. 理解由食品外送引起的食物中毒

023

第 2 章

应知晓的避免食物中毒的管理方法
——正确认识 PHF 和 RTE

食物中毒是餐饮店的最大威胁。为避免食物中毒，需要掌握 PHF（Potentially Hazardous Foods）和 RTE（Ready To Eat）相关知识。

2-1 能否解释"危害的发生方式"

全体员工可以解释清楚异物等物理性危害、食物中毒等生物性危害的"发生方式"吗？

理解危害的发生方式

让我们以新鲜出炉的米饭为例，思考一下物理性危害是怎么回事吧。

- 米中混入石子
- 水中混入异物
- 饭碗碎片混入其中

从原材料到顾客食用，各个工序都可能造成危害。大米本身都可能存在农药和辐射等问题。不只要关注厨房中的事，从原料到外卖配送保存温度等全部环节，都需始终保持警惕，预防顾客食用之前可能出现的所有问题。

危害管理，也被称为**"从种子到餐叉的品质管理"**。既然叫"从种子开始"，就意味着有必要在客户问及"这真的是新潟越光米吗？"时，向他们做出清晰的说明。

保存条件大大影响结果

假如需要将刚做好的米饭装入容器，配送给客户。在考虑生物性危害时,科学地解释清楚多久内送达并食用是安全的,十分重要。

将大米煮熟并放在约 60℃下保温,可以保证米饭在保存的过程中不变色,也不会增加细菌。如果提供给店内就餐的顾客,可以直接在 60℃下装入碗中供顾客食用,味道会很棒。

但如果有 50 个便当外卖订单,则需要科学地解释清楚"60℃下装入容器的米饭,在多久内食用是安全的"。反之,如果室温为 30℃,则需要说明常温下便当放置多久后,会有食物中毒的风险。

食物中毒是如何发生的

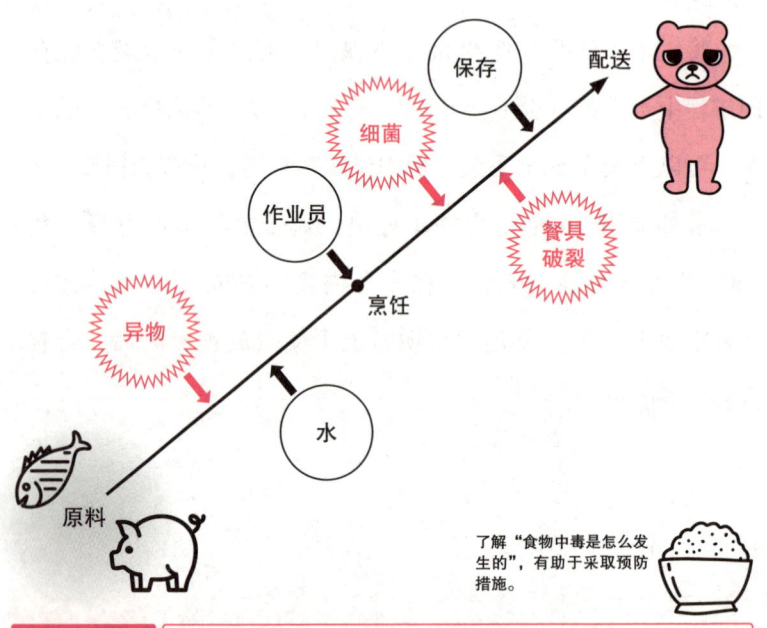

了解"食物中毒是怎么发生的",有助于采取预防措施。

物理性危害	清洗时混入破裂的餐具碎片。
化学性危害	用漂白剂对餐具进行杀菌消毒后,未经清洗就使用。
生物性危害	装入容器时,作业员的头发掉进其中。
害虫问题	蟑螂或老鼠的粪便混入其中,有害虫混入风险。
标签问题	早上6点将热乎乎的米饭装入容器,误标为可常温保存至晚上12点。
致敏原	没有标注,直接将牛奶加入生鸡蛋拌饭的鸡蛋中。

Point

1. 以白米饭为例,可解释清楚食物中毒是如何发生的
2. 了解厨房中可能引起危害的食品,能解释清楚有什么危害
3. 能解释清楚米饭的保存温度,以及安全食用时间

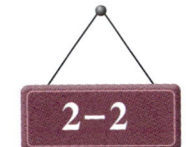

2-2 顾客的投诉有哪些

从接待到品质，再到外卖配送，顾客的投诉内容多种多样。做好记录和预防再发，非常重要。

不重蹈覆辙

顾客的投诉中，经常会有"菜品味道奇怪"这样的内容。您会采取什么措施呢？

"必须要先品尝"背后的想法是"检查做出来的菜品，如没问题，才拿给客人"，这不同于"详细确认每一道工序，最终提供既美味又安全的料理"。

面对品质类投诉，应基于"正确的过程积累，才能打造出安全且美味的料理"的理念，思考预防投诉再次发生的方法，优化每一道工序。

以炒饭为例，面对客户投诉太咸的问题，预防再发的措施应该是"测量米饭的量"、"务必用小勺等工具测量盐等调味料的多少"。即需要思考如何预防，而非在最后阶段检查味道。

也要对同行业其他公司收到的投诉做出回应

过去发生过一起重大食物中毒事件，一位吃了牛肉刺身的中学生中毒死亡。

在看到其他餐馆发生大型食物中毒的报道时，应留下事故记录，"他山之石，可以攻玉"，思考"面对类似情况自己会怎么做"。换言之，应分析顾客的不满，搜集信息，整理事故应对措施和事故预防方案。

以此牛肉刺身为例，杜绝使用无法排除可能致死的、有潜在危险的食材，即"不提供生肉"，可以成为一个对策。

如果必须提供生肉刺身，那么一定要对自己的出品充满信心，要审核好原材料供货工厂，确认配送情况，保证制作过程安全可靠。

顺便说一下，审核供应商是为了增进互信关系，而非不相信供货商。

客户的典型投诉

投诉理由	具体内容
不好吃	太咸了，咽不下 面太硬了，吃不下
物理性危害引起的投诉	有头发 有玻璃碎片 有碎瓷片 肉中有骨头碎屑
化学性危害引起的投诉	有化学消毒剂味 感觉有讨厌的气味
生物性危害引起的投诉	米饭有味儿 味噌汤有臭味 汉堡肉只有三分熟，恶心
害虫混入引起的投诉	碗里有蟑螂 有苍蝇在店里飞 看到了老鼠
标签类投诉	卡路里标注过低 没有大米产地 是否使用了外国产的食材？ 没有标出防腐剂 真没有使用化学调味料吗？
关于致敏原的投诉	孩子嘴唇肿了
外卖类投诉	配送慢，凉了 包装差，汁水渗漏 温了 冰化了 有虫子 不礼貌 食物跟订单不符

配送迟到、食物变凉等问题是餐厅需要避免的基本问题，却也是经常出现的投诉。
任何事情，做好最基本的，就能预防客户投诉。

Point

1 总结过往发生的投诉

2 能提出针对以往投诉问题的预防措施

3 时常搜集同行业其他公司的顾客投诉信息，并思考对策

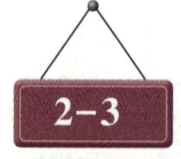

2-3 从现在起，我们的基本态度是"防患于未然"

即使向员工讲解细菌知识，大家也记不住，所以有必要结合实际案例进行培训。

是否积极搜集社会信息

"请读报纸的同学举手"，当我在研讨会等场合这样提问时，举手的人越来越少了。而订阅周刊、行业杂志的人就更少了。貌似大家都开始通过网络获取信息了，**但在网上，人们只能看到自己感兴趣的信息，如果不积极搜索餐饮业信息，就接触不到。**

新冠的最新预防措施是什么？是否有新型传染病？最近有什么食物中毒事件？为了获取时下最新信息，我们应该伸长触角，获取来自各个方面的信息，先自己理解，再向员工展开培训。

从当下新闻开始思考

如果在上班前，看到了"3人食用学习会提供的便当后，发生食物中毒"的网络新闻，将是一个向员工讲解食物中毒问题严重性的好机会。据新闻介绍,在供学员食用之前,便当放置了一段时间,由配送公司负责配送,看症状像由黄色葡萄球菌引起的食物中毒。

这类新闻**并不是"隔岸之火",反而可以视其为"他山之石",思考"如果自己的店发生类似情况,应该怎么办",并确认处理方案。**"他山之石"指的是无论什么样的石头,都可以用来磨砺自己。

这种情况下,我们可以培训员工"黄色葡萄球菌食物中毒是怎样引起的"。培训要翔实具体,例如黄色葡萄球菌潜在性地附着于哪里,怎么繁殖,食物中毒前需要多久的繁殖时间等。

在事情发生前处理好一切

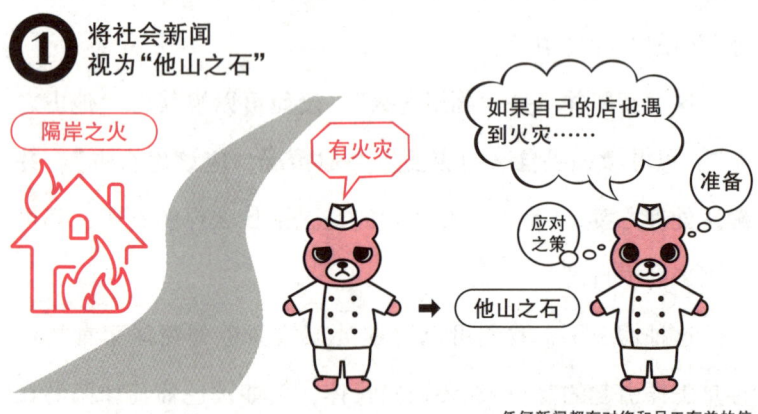

❶ 将社会新闻视为"他山之石"

隔岸之火

有火灾 → 他山之石 → 如果自己的店也遇到火灾…… 准备 应对之策

任何新闻都有对您和员工有益的信息。让我们养成对任何事情都思考"如果是我会怎么办"的习惯吧。

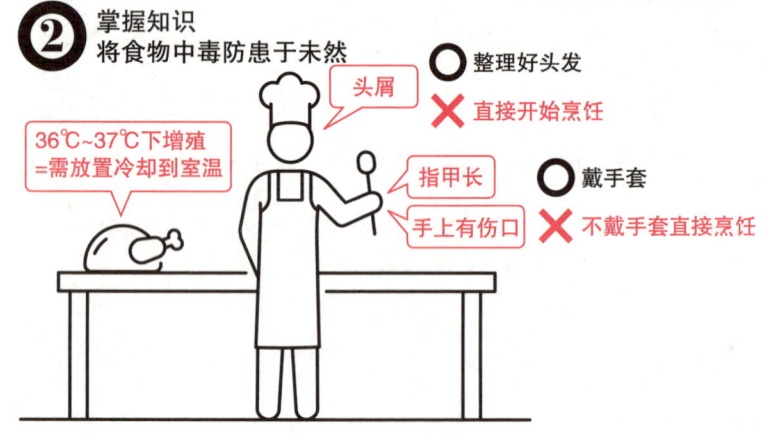

❷ 掌握知识 将食物中毒防患于未然

- 头屑
- 36℃~37℃下增殖＝需放置冷却到室温
- 指甲长
- 手上有伤口

⭕ 整理好头发
❌ 直接开始烹饪
⭕ 戴手套
❌ 不戴手套直接烹饪

Point

1. 在晨会上分享食物中毒等相关信息
2. 将食物中毒等信息整理成文件，供随时阅览
3. 确认其他公司发生的案例，将其视为"他山之石"

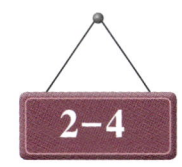

2-4 谁负责打扫卫生间

很多店铺的卫生间清洁工作做得不到位。卫生间也会成为食物中毒和病毒传染的源头，一定要做好充分清洁。

即使贴了清扫检查表……

即使贴了清扫检查表，还是会散发异味，地面角落有黑渍。这种状态不能叫做"已打扫好卫生间"。

很多传染病和食物中毒都可以通过粪便传播，所以，为了预防传染病，要清扫好卫生间。但如果员工打扫完卫生间后，直接穿着同一套衣服做寿司、做甜点，反而会扩大传染风险。

理想做法是配置专人清扫卫生间，但从实际出发，很难实现。如果**厨房中的员工需要负责清扫卫生间，应准备好鞋子和卫生间专用清扫服**。

不可将卫生间的清扫工具、清洁剂等直接放在地面上，应在每次清扫时从工具库中取出。

杀菌和施工时的巧思很重要

我进入一家店，首先会去卫生间看看。如果有异味，我会直接离开。

卫生间无异味、地面角落干净整洁,很重要。

施工时,把卫生间地面抬高 15cm,可以保证地面能清扫得干干净净。不要将马桶直接安装在地上,将马桶和小便池腾空安装,可以方便清洁,消除异味源。

定期用酒精等对手会接触到的地方进行消毒,如房间门锁等。门锁等部位要使用耐杀菌材料。定期更换马桶座圈等器物,有助于保持洁净。

第 2 章 | 应知晓的避免食物中毒的管理方法

卫生间的清洁要点

◯ 卫生间的设计是否方便清洁？

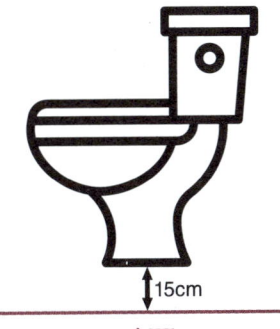

15cm

地面

15cm

地面

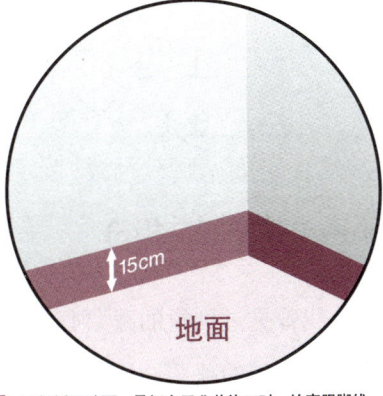

马桶浮于地面。最好在开业前施工时，抬高踢脚线等。只做到不将清洁工具放在卫生间，也有助于保持洁净。

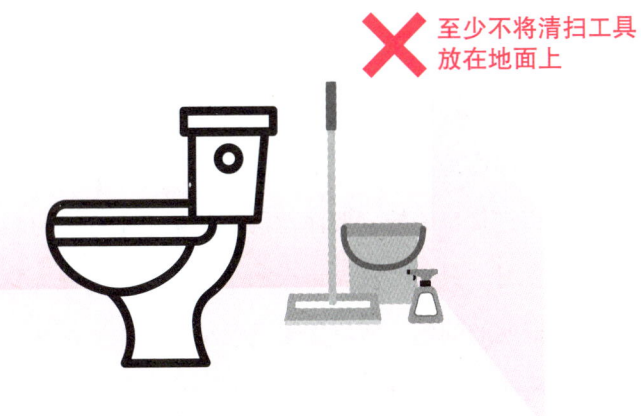

✗ 至少不将清扫工具放在地面上

Point
1. 卫生间不干净导致食物中毒和传染病扩散开来的案例有很多
2. 卫生间无异味、视觉上洁净明亮，很重要
3. 定期清扫卫生间

037

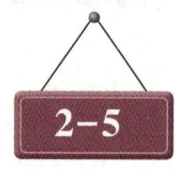

2-5 采购蔬菜的注意点

尤其在沙拉等食材的品质可被感知的菜品上，除了"厨师的技术"，选择好原料也很重要。

是否与菜单图文相符

我曾见过到货的蔬菜直接被放在屋檐下的情景。如果想要安全且美味的蔬菜，切不可将一切流程都甩手交给蔬菜店，做好到货验收很重要。

蔬菜和水果不仅有原产地，还有品牌。特别是菜单中标出了品牌的食材，如果品牌对不上，就是虚假标注。不要觉得"我都交代给蔬菜店了，没问题"，与菜店相互确认订单和到货单、产品原产地、数量，非常重要。

从超市进货也一样，要注意购买和菜单上宣传的品牌、产地一致的食材。只是，从超市采购会面临无法按顾客要求出示食材产地证明的问题，所以如果是菜单上宣传的食材，建议您从蔬菜店购买，附带证明。

收货时是否进行品质检查

蔬菜有些需要冷藏保管，有些常温保管即可。生菜等蔬菜收割于早晨，然后立即真空冷却，随后被放在冰箱中运到市场。与之相反，土豆等则用常温保存。

即使只有30分钟左右的运输时间，也要确认运送过程中的温度是否合适。

随着时间的推移，生菜收割切口位置会逐渐变色。有人会在交货前再切一下，但从生菜叶子可以分辨出已不新鲜。如果是土豆，放在太阳下会发青，无法食用。这些异常一眼可辨，只需在收货时做好品质检查。

蔬菜进货时的注意事项

○ 确认原料与菜单是否相符

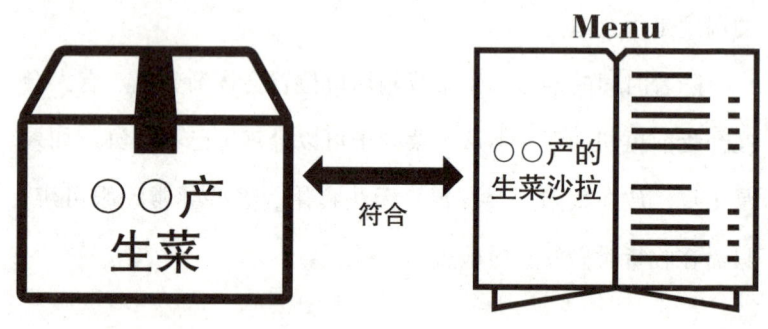

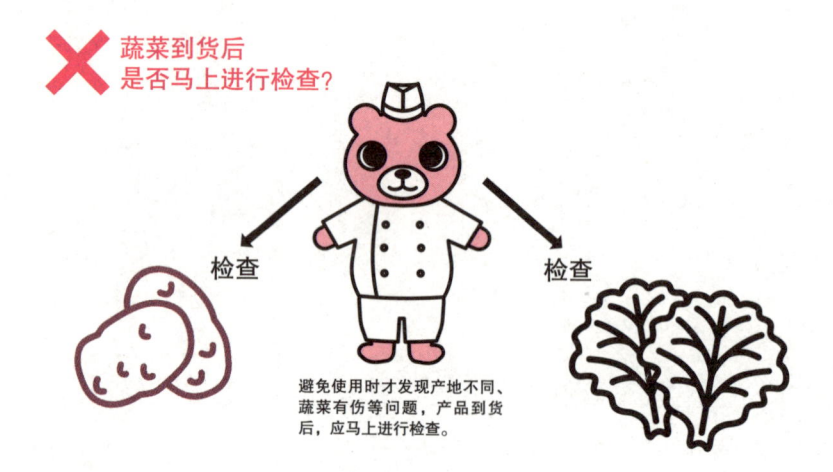

○○产生菜 ↔ 符合 ↔ Menu ○○产的生菜沙拉

✗ 蔬菜到货后是否马上进行检查?

检查　　检查

避免使用时才发现产地不同、蔬菜有伤等问题，产品到货后，应马上进行检查。

Point
1. 确认订单、凭证、实物是否相符
2. 区分处理常温配送和冷藏配送食材
3. 到货时进行品质检查

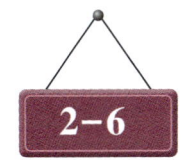

2-6 烹制阶段应记录些什么

一旦发生异常,有记录可查,知道谁配送、谁烹制、设备设施是否正常,非常必要。

无需 iPad

有时候,行政书士和电脑系统运营公司的销售人员会到各家餐饮店,宣传"不导入这套系统,就无法满足 HACCP",每月支付一定的费用即可使用其系统和 iPad 工具,诱劝店铺购买产品。

但是,**HACCP 只是一套自主管理方法,既不需要将记录电子化,也不需要将记录云端化,更不需要向第三方确认。**

- 记录之前如果发现异常,立即处理。
- 客户有反馈时,可马上确认清楚(1)食品烹制当天的材料和进货日(2)作业员(3)设备。

以上两点至关重要。

换言之,只要在出现异常或有人询问时,能够有问必答,记录和确认好原料、作业员、工具与设备的情况就好。

能否马上确认到相关信息?

与记录营业额、客户数量、气温、天气等一样,笔记本就已足够。作业员应每天记录自己的体温、身体状态（是否拉肚子、家人的身体状态等）。特别在行踪与平常不同时，留下记录是非常重要的，如刚结束海内外旅行时。

设备方面，应确认和记录材料以及半成品的冰箱保存温度。在工作开始前和结束后，要确认菜刀、炸网等是否有破损，记录确认后的结果。还要记录炸锅和对流式烤箱等工具的加热温度计是否准确无误。

蔬菜和肉类等原材料的进货时间，也要记录。尤其是小麦粉等食材，如果没有记录，即使被供应商告知小麦粉中混入了异物，进货日和货单对不上的话，还是弄不清具体用了哪一批小麦粉。虽然要记录的项目很多，但必要的记录，一个笔记本就可实现。

第 2 章 | 应知晓的避免食物中毒的管理方法

烹制时需要记录什么？

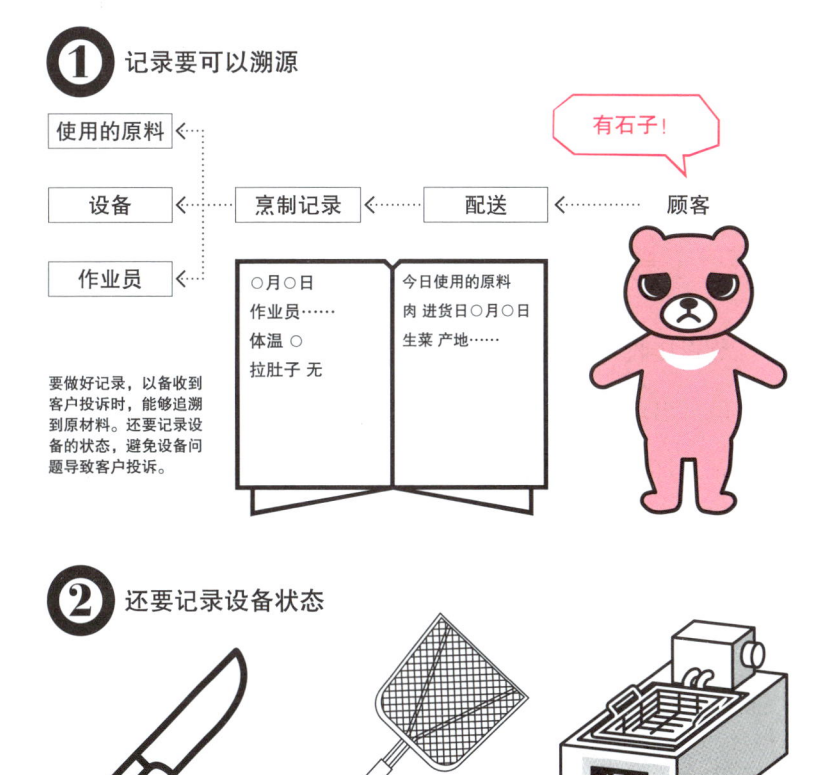

❶ 记录要可以溯源

使用的原料 ← ┐
设备 ← ┤ 烹制记录 ← 配送 ← 顾客
作业员 ← ┘

有石子！

○月○日
作业员……
体温 ○
拉肚子 无

今日使用的原料
肉 进货日○月○日
生菜 产地……

要做好记录，以备收到客户投诉时，能够追溯到原材料。还要记录设备的状态，避免设备问题导致客户投诉。

❷ 还要记录设备状态

菜刀是否有缺口　　是否破损　　温度显示是否正常

Point

1 知道每个营业日所用原料的进货日期
2 知道每个营业日的烹制人员是谁
3 能够确认每个营业日使用设备的安全状态

043

2-7 如何处理投诉

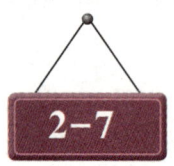

电话要进行录音，面对面投诉要当面留下记录，防止出现"扯皮"。记录是处理投诉的第一步。

电话要录音

负责接收预约信息和客户投诉的电话机，应准备可录音式。最近出现了可将录音直接转成文字的电话机。举例来说，如果客户打电话说"吃了东西后，拉肚子了"，我们应将投诉处理指引卡放在手边，一字不漏地记录客户名字和其他细节。

处理投诉的重点是倾听客户的声音，并记录下来。千万不要说"目前还没有其他客户投诉"等，避免使用可能引起"扯皮"、二次投诉的表达。

即使顾客说"如果不立即解决，就上报卫生管理部门"，也应按照投诉处理指引卡的内容，向客户询问细节，然后解释说"待我们调查清楚后，再联系您"，最后挂断电话。

倾听客户的声音，建议顾客就医

处理投诉，应询问何时出现症状，当下有什么症状，并建议顾客去就医。

此外，如果可以，**建议您陪同顾客一起去医院**，咨询医生可能引起该症状的食材，然后确认客户投诉那天的菜单。还要询问顾客在症状发生前都吃过什么。虽然很多时候顾客不会如实相告，但**一定要问出"在何时，吃过什么"**。

如果与客户有争议，哪怕很小，也要上报卫生管理部门。如果发病者只有一个人，一般卫生管理部门不会严肃处理。

如果在同一天，超过两人食用相同菜品后出现了相同症状，应立即上报卫生管理部门，等待上级指示。

投诉处理指引卡

受理编号	
受理日期	
受理人员	
投诉人员姓名	
电话号码	
地址	
邮箱地址	
答复的必要性	
投诉内容	
初步处理	
可能的原因	
可立即采取的对策	
预防再发的对策	
永久对策	
所用经费	
上报卫生管理部门	

Point

1 面对顾客的抱怨,不要先入为主,要倾听并记录客户的声音
2 确认涉及投诉的那一天的记录
3 确认是否有同一天同一菜品的其他投诉

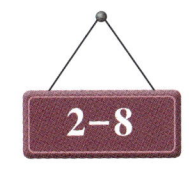

2-8 了解 PHF（Potentially Hazardous Foods）

有潜在危险的食物（PHF）＝不经加热等处理，直接食用，可能引起食物中毒的食材。

何谓 PHF

有潜在危险的食物（PHF）指，并非吃了一定会引起食物中毒，而是如字面所示，有潜在食物中毒风险的食物。例如，有鳞的鱼可能含有副溶血性弧菌，鸡肉可能含有弯曲杆菌和沙门氏菌，牛肉可能含有肠出血性大肠杆菌，猪肉可能含有寄生虫，生鸡蛋可能含有沙门氏菌。

日本人可以毫不犹豫地吃下生鸡蛋拌饭，但美国人是绝对不会吃生鸡蛋拌饭和没熟透的玉子烧的，因为他们从小受到的教育告诉他们，食用生鸡蛋可能引起食物中毒。

将不加热煮熟的生肉做成刺身时，需要用理论向顾客说明为什么可以安全食用。

何处保管、何处制作

以炸猪排餐厅为例，猪肉在 PHF 中被标为红色（有危险）。炸猪排被标为蓝色（无危险）。冰箱、操作台以及负责处理食材的员工，绝不可以将红色和蓝色混在一起。

保存生食类圆白菜的冰箱和保存猪肉的冰箱应该是分开的。切圆白菜的砧板、刀具和工作台也要与猪肉分开。

据报道，有家熟食店发生了肠出血性大肠杆菌中毒事件，调查后发现，该店使用同一把菜刀、同一块砧板切鸡肉和蔬菜。我们应提前区分好红色和蓝色，让任何员工都能清晰分辨、一目了然。

对于使用炸锅的员工而言，做好左右手分工非常重要，左手拿炸之前的肉，右手拿炸过的猪排。

第 2 章 | 应知晓的避免食物中毒的管理方法

了解PHF

食材	危害	处理
有鳞的鱼	副溶血性弧菌	使用去鳞专用水槽
鸡肉	弯曲杆菌、沙门氏菌	与生食类蔬菜区分使用烹制工具
牛肉	肠出血性大肠杆菌	如果做牛肉饼，要充分煮熟
猪肉	寄生虫	不要用同一把菜刀处理炸猪排的配菜圆白菜

```
         卫生间      水槽              冰箱
入口
                                       ↓
           RTE                    PHF

                ↑
           RTE        炸锅         PHF
    大厅
```

消除食物中毒的危险，是进行卫生管理的目的之一。
即使心里牢记，也易发生混淆，有效做法是区分颜色、区分区域。

Point
1. 可以解释厨房中有什么PHF
2. 规定PHF保存在哪个冰箱
3. 理解PHF操作台在哪儿

049

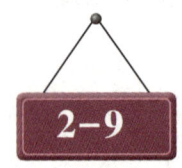

2-9 细菌不是潜在危害的唯一原因

放在太阳下的土豆表面会发青、生成天然毒素，可能引起食物中毒。

明明以往都没事……

很多人知道土豆发芽就会产生天然毒素，让我十分吃惊的是，小学生的家庭学科老师居然不知道表面发青的土豆即使剥了皮，也会残留毒素。这是小学等机构会出现土豆食物中毒的原因之一。

在日本，土豆经常被理所当然地放进透明袋子里，在太阳的照射下销售。然而，如果表面发青，会生成毒素。

如果鲣鱼等青鱼的保存温度过高，会产生组胺，引起类似于食物过敏的症状。一旦鱼的体内产生组胺，即使加热，也无法分解。也就是说，在运送中，如果鱼的保存温度升高，将无法食用。

有些东西不可食用

假如为了突出季节特色，秋天用枫叶装饰刺身，初夏用绣球花叶装饰刺身。误食枫叶，不会出问题，但如果吃了绣球花叶，则可能引起呕吐。另外，众所周知，毒蘑菇、河豚肝脏等不可食用，错将水仙当作韭菜食用的事故频频发生。甚至还出现过有人在车站门口，错将水仙当韭菜销售。

鲭鱼、马鲛鱼、秋刀鱼、鲣鱼等可能含有寄生虫。醋（醋腌青花）和芥末不能杀死这些寄生虫。提供生鱼片时，一定要选择新鲜的鱼。

细菌不是潜在危害的唯一原因

土豆		表面发青、变绿时,里边已经含有毒素。
绣球花叶		虽然生长在我们身边,但有毒。
河豚		毒性可致死,需注意。
鲣鱼		保存温度过高时,会生成组胺。还含有异尖线虫等寄生虫。
蘑菇		很多蘑菇有毒。

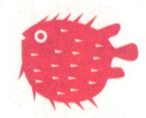

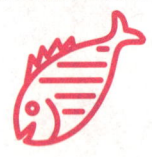

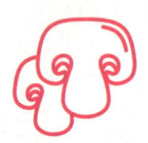

从众所周知的东西,到鲜为人知的品类,
一定要知道细菌不是食物中毒的唯一原因。

Point
1 关于天然毒素的生成,可举例说明
2 可列举长在身边,但不能食用的植物
3 可举例说明食用刺身时的注意事项

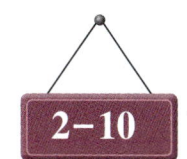

2-10 了解 RTE（Ready To Eat）

> 回转寿司也要讲究新鲜出炉：严格做好温度管理的寿司馅料，和温热的醋饭被捏到一起的那一瞬间，是最美味的。

为什么便利店里的关东煮不会变质

RTE（Ready To Eat）指不经加热烹制，可立即食用的食材。虽然如此，RTE 并不是永远都可以食用。食物在室温下放置一段时间后，会发霉变质，所以需要一套贴合食材的正确保管方法。一旦生菜变成褐色、蛋糕奶油塌陷，就失去了商品价值。

大家思考过为什么便利店的 RTE 食材——关东煮不会变质吗？便利店里的关东煮即使煮久了、煮干了，也不会引起食物中毒。那是因为食物温度一直控制在 60℃ 以上，不会繁殖细菌。换言之，保存 RTE 食材，需要正确的理论和方法。

为什么柜台寿司如此美味

好吃的寿司，关键在于温热的米饭。高端寿司店，顾客坐在店中就能感受到高级感，寿司饭的温度接近人的体温，厨师将寿司馅料切片，待其温度回归至室温后，以入口即散的力道捏成寿司。

但是，如果我们把寿司作为礼品带回去，店铺会先将米饭冷却，再紧紧捏成寿司。同一道理，因为回转寿司从做出到顾客食用有时间间隔，所以回转寿司会使用温度降至约25℃的米饭，不等馅料回温，直接做成寿司。

超市里的寿司由于在15℃左右的温度下销售，所以米饭的美味很难被感受到。

科学地解释如何保存RTE食材，可以更安全更美味，这非常重要。

了解RTE

〇【既安全又美味】
有很多学问（以寿司为例）

提供形态	米饭的温度	刺身的温度
柜台寿司	35℃左右	从5℃恢复至室温后使用
回转寿司	25℃左右	5℃
外带寿司	15℃左右	5℃
超市寿司	15℃左右	5℃

✗ 若放置在室温下……？

米饭	面包	生菜	刺身	蛋糕甜品
腐坏	发霉	变色	腐坏	奶油塌陷

牢牢掌握"不经加热烹制，就可美味食用"的温度和状态，非常重要。

Point

1. 可解释RTE的处理要点
2. 可解释RTE的正确保存温度
3. 可解释室温下放置RTE的注意点

2-11 PHF 为什么能变成 RTE

将 PHF 食材变成 RTE，之后只需注意避免污染，就不会发生食物中毒。

食材不同，条件也不同

肉类食品，比起充分加热使蛋白质完全凝固的全熟状态，三分熟更好吃。但是，你能解释为什么牛肉三分熟可以食用，而猪肉和鸡肉不行吗？

牛肉的潜在危害是肠出血性大肠杆菌。这种细菌存在于牛的肠部，在分解牛肉的过程中，细菌会附着在牛肉表面。也就是说，只要加热处理牛肉表面就可以，即使内部是生的，也可以安全食用。

但是，**鸡肉和猪肉含有弯曲杆菌等潜在危害，需要充分加热，保证内部熟透**。如果鸡肉新鲜，三分熟也不会发生食物中毒，但无法保证绝对安全，需严加注意。如果无法保证绝对安全，就应避免使用。

严禁汉堡肉没熟透

牛肉表面附着肠出血性大肠杆菌，当将其切成牛排状，菜刀和砧板上的细菌会附着到牛排表面。

制作日式牛肉汉堡，需将牛肉切成肉末，而肉末表面会附着细菌。换言之，**制作日式牛肉汉堡，如果不充分加热，保证内部熟透，将可能引起食物中毒。**

此外，应区分去鱼鳞的工作区和切刺身工作区。

如果处理鱼鳞时，鱼鳞飞溅到刺身上，可能污染食材。有些店铺为了吸引顾客，会在顾客面前处理鲜鱼，做成刺身，但我并不认为充分用水冲洗，就能避免鱼鳞污染。

将PHF变成RTE的方法

〇 正确烹制就能成为RTE

食材	方法	成品
鸡肉	中心温度75℃，加热1分钟以上	炸鸡块
牛肉	表面炙烤杀菌	火炙生牛肉
生鱼	用淡水充分清洗	刺身
生菜	用淡水充分清洗	沙拉

✗ 若弄错烹制方法……

牛肉

正确掌握烹制方法，可将PHF变成RTE。

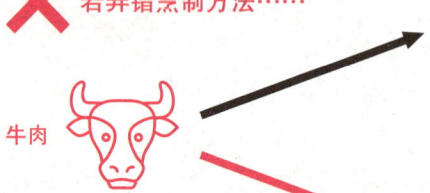

→ 牛排：煎烤表面，PHF会变成RTE，即使三分熟，也可食用。

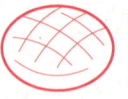

→ 日式汉堡：做成肉末后，牛肉表面附着的细菌会散布到肉团中，不熟透，无法变成RTE。

Point

1. 可解释每种PHF食材的RTE演变条件
2. 可解释牛肉三分熟无碍，但鸡肉必须全熟的原因
3. 可解释日式牛肉汉堡中的肉必须全熟的原因

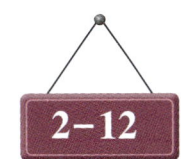

2-12 万一发生食物中毒，要怎么办

绝不可把半熟鸡蛋盖在 40℃ 的米饭上，做成便当，有效期定为常温 10 小时，拿出来销售。

为什么会发生食物中毒

"引起食物中毒，不需要任何资质，但为了医好食物中毒患者，则需要读 6 年大学，通过国家统一考试"，我经常在研讨会上这样说。

若发生食物中毒，顾客可以直接联系餐厅调查原因。也存在医院报告给卫生管理局，或客户直接联系卫生管理局的情形。无论哪种调查渠道，食物中毒的受害者只有 1 名时，很难找到原因，但如果多人出现食物中毒，"一起用过餐的地点"也会被查。

餐饮店发生的食物中毒，一般可以分为三类，一类叫做垂直感染，即食材问题导致的食物中毒；还有一类是加热不够导致的食物中毒；最后一类叫做二次污染，即烹制员工的粪便、伤口等引起的污染。

确保防范再发的措施

如果食材有问题,则要注意与供应商的关系,加强检查等。牛肉饼引发食物中毒的事件被证实是店铺使用了本不可生食的牛肉。我认为这不是供应商的问题,而是料理店的体系制度问题。

在食物中毒事件中,很少是仅因为加热不够等一个问题引起的。我们应该从采购食材开始,加强管理,设置各种关卡,防止引起食物中毒的细菌达到终点——顾客食物中毒。

若还是发生了食物中毒,就意味着多重关卡纷纷失效,加热不够、加热后的保存温度过高、保存时间过长……

如果发生了食物中毒,应认真制订预防措施,防止关卡失效。

食物中毒的处理方法

【店铺提交给卫生管理局的主要物品】需在日常工作中准备
· 指导烹制步骤的烹制手册
· 卫生管理手册和记录（冰箱的温度检查表等）
· 员工大便检查结果（也有事后检查）
· 样本（可疑的菜品等）
· 供货商、供货履历（凭证等）
· 必要时，进行细菌检查

发生食物中毒后的主要流程

对象	店铺	卫生管理局	保险公司	公关工作
发生食物中毒	停业自查	提报	提报	发布致歉书
把握对象顾客	原因调查			
确认医院	研讨预防措施			
探望	员工培训	提交报告		
说明今后的情况		实地确认	保险手续	
保险支付				
				确认新闻报道
说明今后的处理方法				改善报告
				今后的报告

Point

1 可说明因食材问题导致的食物中毒，即垂直感染的案例

2 可说明因加热不够导致的食物中毒的案例

3 可说明因烹制员工引起的二次污染案例

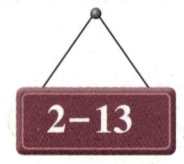

2-13 真的需要进行大便检查吗

餐饮店需要安排卫生管理责任人。如果没有相应资质，应在卫生管理局接受培训，并遵照培训内容，实施大便检查。

确认项目

大便检查一般包括三项检测［肠出血性大肠杆菌 O157、沙门氏菌属（包括甲型副伤寒沙门菌和伤寒沙门菌）、痢疾］，五项检测［肠出血性大肠杆菌 O157/O26/O111、沙门氏菌属（包括甲型副伤寒沙门菌和伤寒沙门菌）、痢疾］，以及诺如病毒检测（实时 RT-PCR 检测）。近来，越来越多的地方可以检测诺如病毒。所属的卫生管理局不同，大便检查的检测项目和次数也不同。

向卫生管理局咨询检测项目和次数时，建议您做个表格，说明是否有便当制作以及主要配送对象等信息。

如果向医院、托儿所、幼儿园定期提供便当，有些客户会要求按照他们的标准，每月向其提供大便检查结果，所以应与便当客户确认清楚。

新人何时做检查

便利店的便当工厂等食品公司在招聘新员工时，会要求实施大便检查，确认结果为阴性后，才允许员工上班。

您有向员工说明正确的取便方法吗？

我曾经历过员工无法采集、提交大便（被检测机构指出）等情况，所以有必要向员工说明正确的取便方法。

我的建议是，大便从臀部出来一点后，忍住，折叠卫生纸，从臀部取一些粪便，然后用棍子来收集粪便。一旦大便掉进马桶里，会被弄湿，很难收集。

采集大便的正确方法

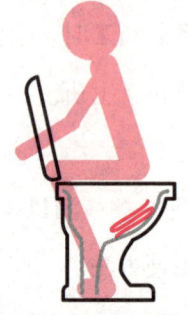

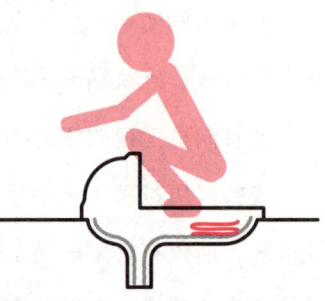

① 使用坐便器时,面向水箱坐下,更容易取便。正常朝向坐下时,要坐得浅一点。

② 使用蹲便器时,在蹲便器靠后的位置放置卫生纸,更容易取便。

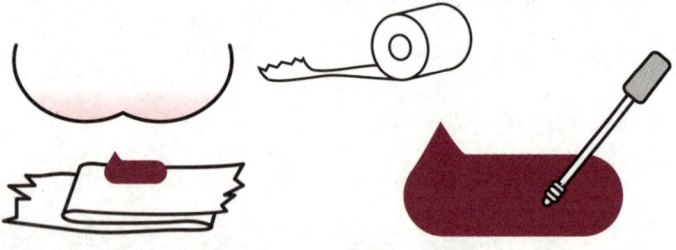

③ 无论是坐便器还是蹲便器,将大便便到多层卫生纸上。

④ 用棍子收集多层卫生纸上的大便。

虽然有很多人畏惧大便检查,但只要掌握了窍门,其实很简单。
这是应履行的义务。

Point
1 可说明大便检查的频率和项目
2 可清晰易懂地说明取便方法
3 用表格管理便检提交记录以及是否是阴性

2-14 误饮洗涤剂

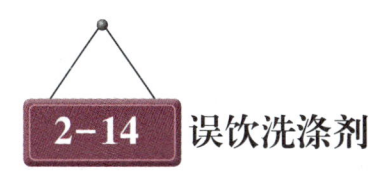

将洗涤剂分装到塑料瓶中,然后放进冰箱,将可能导致误饮。我们一定要注意分装容器。

洗涤剂要放在专用容器中

洗涤剂等溶液应使用专用分装容器。针对酒精和中性洗涤剂等无法用眼睛识别的透明液体,应做好颜色区分。所有液体洗涤剂,都应通过颜色就可辨别。

螺旋盖式饮料瓶和塑料瓶等容器虽然特别便于分装洗涤剂,但曾因此发生过意外。有些人休息时喝完饮料,把饮料瓶带回家装了些洗涤剂在里边,并保存在厨房的冰箱里(应避免将玻璃瓶装饮料带进厨房,因为可能导致食物中混入玻璃碎片)。

员工结束工作后,忘记瓶子里装的是洗涤剂,一饮而尽。

员工意识到后马上吐了出来,这之后应该如何处理?有指导手册吗?

误饮后的处理方法

洗涤剂厂商会准备洗涤剂的 SDS,所以一定要索要并保存

好 SDS。SDS 是安全数据表（Safety Data Sheet）的简称。

转交或提供洗涤剂等化学物质以及含有化学物质的混合物时，需向接收方提供产品的物理性质、化学性质、危险性、有害性以及处理方法等信息，SDS 就是这样的文件。

SDS 记录的信息包括化学制品中含有的化学物质名称、物理和化学性质，以及危险性、有害性、暴露时的应急措施、处理方法、保存方法、报废方法等。换言之，SDS 中写有误饮后的处理方法。

去医院就医时，除携带误饮的洗涤剂外，还要带上 SDS。

第 2 章｜应知晓的避免食物中毒的管理方法

"误饮洗涤剂"后的处理方法&预防措施

⬤ 索要并保存 SDS（安全数据表）

SDS
· 危险性
· 有害性
· 暴露后的应急措施
……

有必要提前确认出现误饮等问题后的处理方法

✗ 为了避免误饮洗涤剂

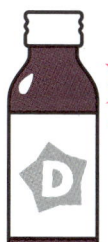

里边是洗涤剂

毋庸置疑，我们要索要并保存厨房涉及的药剂品的SDS，但最好是杜绝将洗涤剂倒进饮料瓶这种容易引起混淆的做法。

Point

1 洗涤剂只放在贴有标签的分装容器中
2 不把洗涤剂带回家
3 如果发生误饮，可说明指导手册的保存位置

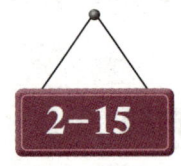

2-15 处理过敏问题的基本做法

如果有人问"请告诉我菜单中所有可能致敏的食物",全体员工是否都能对答如流?

确认厨房内的致敏原

关于致敏原,店铺对于 7 类特定原材料有标注义务,对 21 类原材料没有标注义务。有人甚至对西红柿、香菇、大米等食物过敏,所以应了解自己使用的食材,保证任何时候都能解答顾客的问题。

在店铺入口,应明确张贴"本店关于过敏原问题的基本想法"。如果店铺同时使用牛奶和豆乳,那么保证豆乳菜单中绝对不掺杂牛奶,是不现实的。

"我们虽然可以提供豆乳菜品,但无法保证不含微量牛奶"。

"请最终饮用的顾客自行判断"等,应像这样明确贴出店铺的观点。

此外,即使清洗了曾沾有牛奶的杯子,如果是敏感型顾客,还是会出现牛奶过敏现象,所以需多加注意。

时常进行二次检查

我认为，不应只标出菜单中含有的 7 类特定致敏原材料，将 28 类致敏材料全部标出，才是秉承透明态度、向顾客开放信息的理想做法。

一般而言，如果将商品中使用的牛奶调整为"豆乳"，应在商品上粘贴"豆乳"标签、使用豆乳专用杯等，防止烹制员工和顾客将其混淆。

每逢切换新菜单、调整食材之际，需向食材供货商索要原料规格书，确认致敏原。以前出现过调整培根生厂商后，新培根中含有旧培根中不曾出现的"奶类"的案例。另外，如果使用同一口锅煮荞麦面和乌冬，乌冬中可能会混有荞麦面，应在店头告示和菜单上明确标出。

如何处理过敏问题？

● 致敏原培训

特定原材料 （有标注义务）	虾　螃蟹　小麦　荞麦面　蛋　奶　花生
21类 （无标注义务）	杏仁　鲍鱼　鱿鱼　鲑鱼籽　橙子　腰果 猕猴桃　牛肉　核桃　芝麻　酒　鲭鱼　大豆　鸡肉 香蕉　猪肉　松蘑　桃子　山药　苹果　明胶

让员工周知，面对顾客的问题对答如流。

● 店头张贴"本店关于致敏原问题的基本想法"

> 为保证所有顾客能够安心食用店内食物，本店在菜单中标注了早餐菜品中含有的7类特定致敏原材料。根据食材供货商提供的信息，如实标注。此外，因同一厨房还烹制其他菜品，在加工和烹饪的过程中，存在混入微量致敏物的可能。
>
> 烹饪、清洗等工具也与其他菜品共用。
>
> 下单食用前，请顾客朋友充分考虑上述情况，再做判断。

例

● 标注在菜单或商品上

菜单和商品的标注案例。通过展示这些内容，明确阐述店铺的态度。

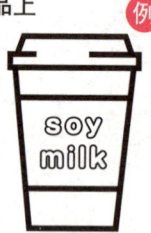

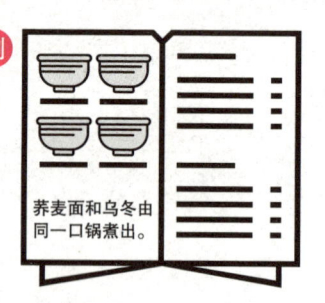

soy milk

荞麦面和乌冬由同一口锅煮出。

Point

1 关于厨房中的致敏原食材，能够对答如流
2 每逢推出新菜单，实施致敏原标注的二次确认
3 已讨论客户出现过敏症状时的处理措施

Column

食物中毒的原因 葡萄球菌

细菌形象	
主要存在位置	鼻腔、痘、头屑、皮肤干裂处
特点	存在于人和动物上 生成肠毒素 即使在100℃的温度下加热30分钟，毒素也不会消失
潜伏期	1~3小时
症状	恶心、呕吐、腹痛、腹泻
可引起食物中毒的食材	乳制品、蛋制品、畜产品、 饭团、便当 鱼肉加工品、日式和西式点心 （含水量30%以上）等
注意事项	洗手 清洗烹饪工具及杀菌 皮肤开裂的人不可直接接触食品 防虫防鼠 低温保存食材 一旦生成毒素，高温加热也难以分解，应多加注意

Point

1 如果发生葡萄球菌食物中毒，可以联想到什么可疑食材？

2 如果发生葡萄球菌食物中毒，可能是因为作业员何种行为导致的？

3 如果发生葡萄球菌食物中毒，外卖方面可能存在什么问题？

第3章

厨房中HACCP、预防各种病毒的卫生管理方法
——排除危险因素

厨房是餐厅卫生管理的要塞，不把可能导致食物中毒的细菌和危害带进厨房，排除危险因素，十分重要。

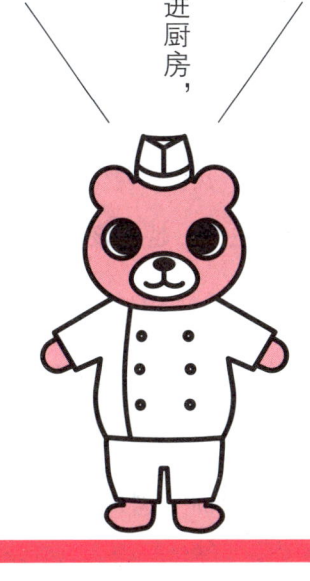

3-1 厨房要注意清洁把手和水龙头

厨房中有洗手台，要注意时常擦拭清洁洗手前易触摸的照明按钮和水龙头。

手易触摸的位置，是否经常擦拭清洁

我检查厨房时，进厨房门后，一定会先洗手。如果洗手装置又小又脏，而且是螺旋式开关的话，我会（因为是卫生管理前的基础问题）萌生停止检查、扭头离开的想法。

食品卫生和预防传染病的基础是洗手。

有些店铺水槽太小，无法充分清洗手腕，不禁让我怀疑这些店为何能拿到卫生管理局的许可证书。还有一些更加过分的店，接受完卫生管理局的检查后，竟然拆除了洗手台。

您的店是否定期用酒精清洁洗手前易碰触的照明按钮、换气扇开关等位置？碰到开关按钮很脏的店，我也会萌生不必检查、直接离开的想法。越是经常接触的位置，越应该注意擦拭，保持清洁。

是否采用便捷式水龙头

如果采用螺旋式开关水龙头，员工洗手前需要拧开开关。

洗完手，需要再次拧动开关，关闭水龙头。也就是说，需要再次触碰洗手前接触的位置，好不容易洗好的手又会被污染。**厨房中的水龙头至少应该用扳手式，关闭和打开水龙头时，应接触开关扳手的不同面。**

工作中经常接触的冰箱门把手等位置，也要做好定期清洁。

有些先进技术设备，可以减轻工作的负担，例如，自动开闭型厨房电源开关，自动感应式水龙头，自动感应式擦手纸装置等。

即使无法马上导入新设备，也要时常关注前沿技术信息。

厨房中的把手和水龙头是否干净?

**○ 开关要干净
水龙头采用扳手式**

应经常擦拭手易接触的位置,保持清洁。尤其是厨房,应避免使用螺旋式开关水龙头和抓手式门把手,导入扳手型。

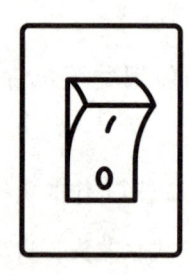

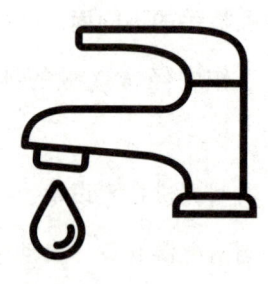

✗ 将门把手和水龙头换成非手握型

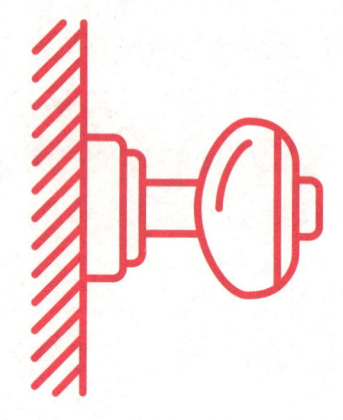

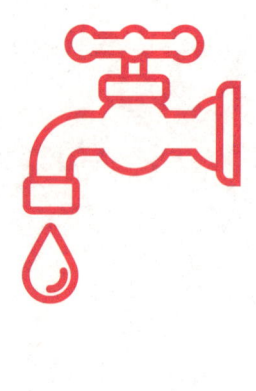

Point
1. 时常擦拭手易触碰的位置
2. 尽量使用便捷好物
3. 学习前沿技术信息

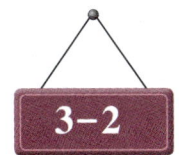

3-2 不把纸板带进厨房

厨房中，严禁将纸板直接放在地面和操作台上。

纸板是异物之源

在家装城等店购买新纸板后，试着将纸板立在桌子上，拍一拍，就会发现有纸屑、垃圾、虫子等掉落。

收割蔬菜时，很多农户会把纸板直接放在地上。此外，纸箱的波纹处可能是蟑螂等虫子的窝。

换言之，**纸箱是异物和细菌等污染源，还易成为虫子窝，绝不可带进厨房。**

另外，人们经常将装鸡蛋的10kg纸箱直接搬进冰箱。正确的做法是脱掉纸箱，把鸡蛋从纸箱内部的纸质鸡蛋托盘中拿出来，再放进冰箱。如果嫌麻烦，可以选择购买装在塑料容器中的鸡蛋。

也是工伤和火灾之源

不只是食材，餐具、备件、卫生用品等到货后，也应从纸箱中取出，在只有产品自身包装的状态下，放进柜子保存。**厨**

房中，绝不可以出现纸箱、纸板等物品。

有些店铺出于地面脏污、易滑、湿凉等原因，会选择将纸板铺在厨房地面上。但这样做，可能导致员工走路时被绊倒。

我还看到过有个别店铺将纸板铺在油可能飞溅到的地方和炸锅周围，一旦炸锅的火冒出来，很可能引起火灾。

也就是说，**随意使用纸板，可能导致工伤和火灾事故**，因此，应严禁厨房中使用纸板、纸箱。

第3章｜厨房中 HACCP、预防各种病毒的卫生管理方法

复习一下纸板的处理方法吧

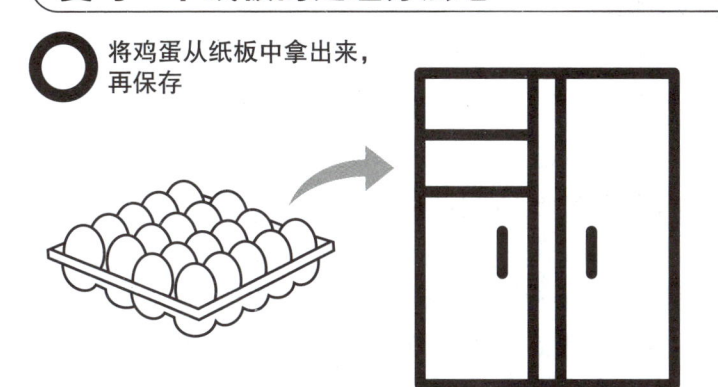

⭕ 将鸡蛋从纸板中拿出来，再保存

❌ 勿将纸箱放在厨房里的桌子上

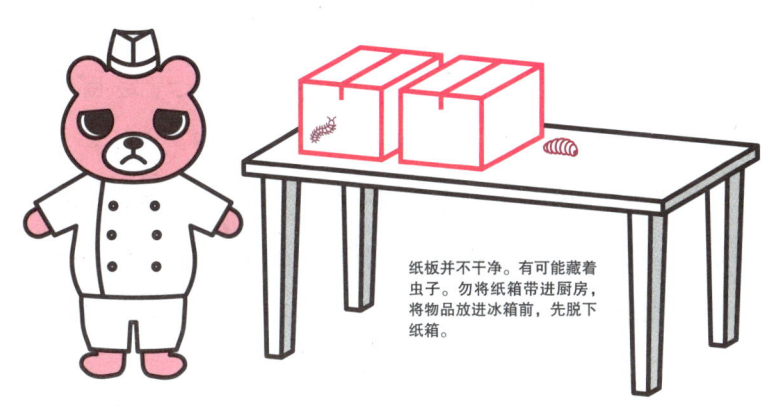

纸板并不干净。有可能藏着虫子。勿将纸箱带进厨房，将物品放进冰箱前，先脱下纸箱。

Point

1. 不可将纸板带进厨房
2. 不可将纸板直接放在地上
3. 不可将装有鸡蛋的纸板直接放进冰箱

079

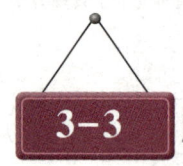

3-3 厨具仅靠清洗是不够的

例如奶油挤花袋等 RTE 食品的烹饪工具，仅靠"清洗"远远不够，还需要"杀菌"。

用于制作何种食物的厨具

食物做好后，如果马上提供给顾客食用，工作人员不用那么紧张。但如果做好后放置一段时间再提供给顾客，就需要对厨具多加注意了，例如用于制作蛋糕的厨具、制作杏仁豆腐等低糖甜品所用的厨具等。

此外，为防止细菌引起食物变质，果酱和李子干等食品在制作过程中，除了会添加糖、盐，还会控制水分，以延长保质期。如果为了制作低甜度果酱，而单纯减少糖量，那么哪怕一点点细菌污染都会导致食物变质。

如果不是制作完就马上食用的商品，而是需要提前准备的甜品等，我们需要能够提供"提前制作也不会发生食品变质"的科学理论依据。如果无法说明，就不应轻易使用较少糖和盐的配方。

清洗+杀菌，正在杀菌时应标注清楚

即使用洗涤剂清洗奶油挤花袋等工具，也还会残留细菌，

无法做出可长时间存放的商品。如果要制作整个蛋糕，且保证几天内都可食用的话，需要对烘烤海绵蛋糕后使用的器具进行杀毒。

首先，用洗涤剂充分清洗干净器具，然后进行杀菌处理。杀菌方法有蒸汽杀菌、盐杀菌、酒精杀菌等，需要结合厨具材质，选择合适的方法。

此外，行业中还出现过如下案例，员工为了去除咖啡渍，把盐导入咖啡机中，但其他员工误以为里边是水，倒掉后直接使用咖啡机，导致客户投诉咖啡"有咸味"。

针对正在杀毒的工具，应通过粘贴标签等方法，加以识别。

根据用途，对厨具进行正确的清洗+杀菌

- **冲洗**
  - 几次
  - 几分钟

- **洗净**
  - 洗涤剂种类和浓度
  - 擦拭工具、时间

- **杀菌**
  - 杀菌方法
  - 温度×时间
  - 盐的浓度[ppm(百万分比浓度)×时间]
  - 酒精杀菌时长

- **保管**
  - 不会引起污染的保管方法

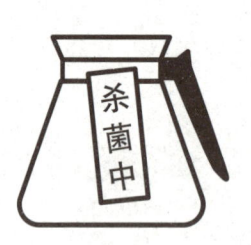

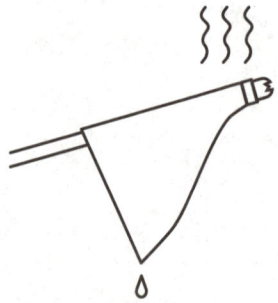

工具不同，用途不同，适合的洗涤剂、消毒剂、杀菌法和杀菌时间也不同。应根据说明，正确使用，同时切勿忘记标记正在杀菌。

Point
1. 掌握需要杀菌的厨具
2. 做好正在杀菌的标记
3. 严格区分已杀菌和未杀菌的物品

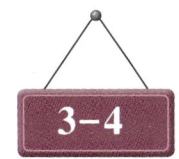

3-4 洗涤剂的正确存放位置

洗涤剂混合在一起，可能产生有毒气体。应加强管理，保证即使洗涤剂容器瓶翻倒，也绝无问题。

仓库保管方法

有些类型的洗涤剂，如果混合在一起，可能产生有毒烟雾或起火。我们应搜集洗涤剂的安全数据表 SDS（Safety Data Sheet），掌握混合后可能发生的问题，并尽量避免使用可能产生有毒气体或引起火灾的洗涤剂。如果无法避免使用该类型洗涤剂，**需做好危机管理，例如使用完毕后，不放在厨房，而是锁在仓库中等**。

保管在仓库等位置时，还要注意放在货架的最底层，以防翻倒漏液时，污染到食材。如果将大容器洗涤剂分装成小份，需采取措施，例如放置托盘等，以防止液体漏到地上。

针对分装好的洗涤剂，为防止混淆，应将洗涤剂、存放货架、分装容器的标签统一为一种颜色。

厨房中的存放位置

厨房中的酱油、醋等调味料经常与洗涤剂放在同一位置，但其实食材是不应该与洗涤剂放在一起的。

此外，洗碗剂可以放在洗碗水槽上方，但不可放在洗菜水槽上方。

例如，如果卷心菜洗菜篮上方放着洗涤剂，一旦瓶子倒下，可能导致卷心菜沾上洗涤剂。

洗菜水槽的清洗剂，应放在水槽之外。

针对洗碗机等机器的洗涤剂，以及带有自动稀释器的洗涤剂，要定期检查洗涤剂是否正常流出。

第3章 | 厨房中HACCP、预防各种病毒的卫生管理方法

洗涤剂的正确保存位置在哪里？

放在货架底层，
不会掉到洗菜水槽的位置。

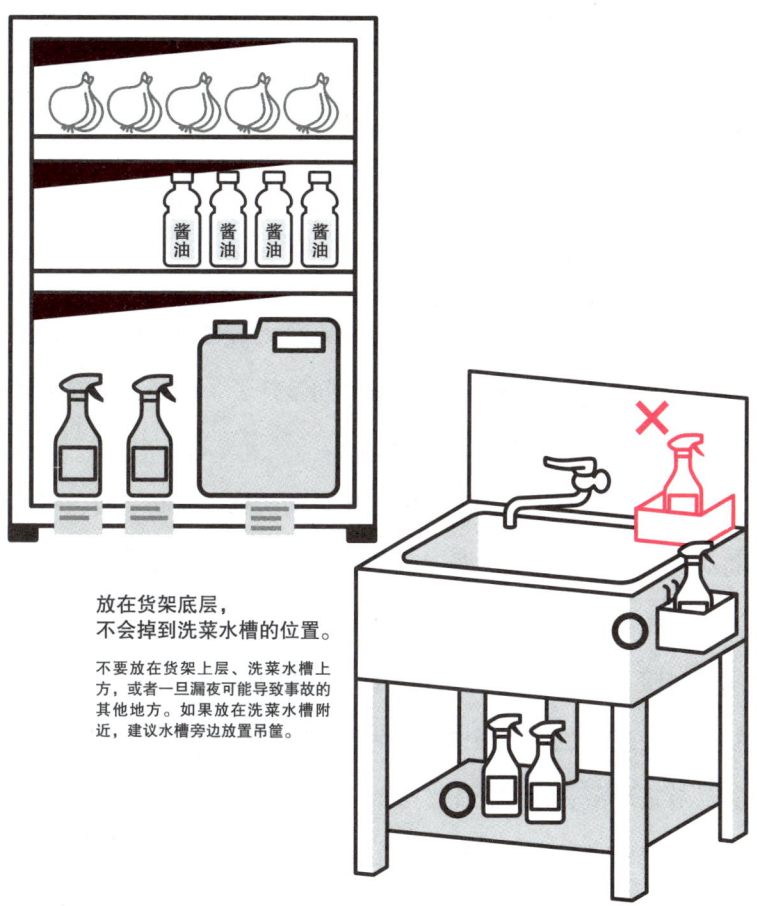

不要放在货架上层、洗菜水槽上方，或者一旦漏夜可能导致事故的其他地方。如果放在洗菜水槽附近，建议水槽旁边放置吊篮。

Point

1. 做好管理，保证即使出于地震等原因导致洗涤瓶翻倒，液体混合在一起，也不会发生问题
2. 做好管理，保证洗涤剂容器瓶不会掉进水槽
3. 区分管理洗涤剂和食材

085

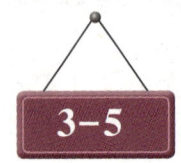

3-5　冷藏冷冻品的收货工作很重要

对于需要管控温度的原材料，应在配送时做好确认，并请送货人员把货品放进冷藏或冷冻柜中。

入库时人在场很重要

我曾见过有些店铺门口放着需要冷藏的鸡肉纸箱。我猜测原因可能是入库时间和员工上班时间错开了。但是，常温放置冷藏品，原材料会劣化。

如果员工上班时间无法与配送车辆的到达时间一致，可以将店铺钥匙交给配送人员，请他把货品搬到冷藏或冷冻柜中。

即使在冷藏、冷冻柜外面放置些许时间，也会带来混入异物的风险，这在危机管理办法中，是绝不可以出现的。有时货物是包装在银色保冷袋中送到店的，这种情况下，也要立即将货品放进冷藏、冷冻柜中。

我也曾见过配送的鸡肉等食物直接被放在厨房中的情形。但其实需要进行温度管控的货品，都应在收货后立即放进冰箱。

是否确认了材料的状态

有些食材配送车能够支持同时装载冷藏、冷冻、常温食材，可是，也有些车明明是冷冻配送车，却载着冷冻品、冷藏品一起配送过来。也许有些人会认为距离近没关系，**但其实有些冷藏食材会因为冷冻运输，品质变差。**

反之，也有些冷藏配送车装载冷冻品的案例。如果有人说"距离店铺只要10分钟"，你会如何回答？或者，在你马上就需要鸡肉时，有人说"如果轻型面包车可以，那么能够配送"，你会如何回答？是觉得"立即要用，没关系"，还是认为"温度升高，细菌数量会增加，还是不要了"，这两种想法千差万别。

我们应注意送来的冷冻品是否是一度解冻后、再次冷冻的。**纸箱溃烂，可能是二次冷冻的结果，应加以注意。**

冷藏冷冻品的处理要点

○ 在合适的温度下配送和收货

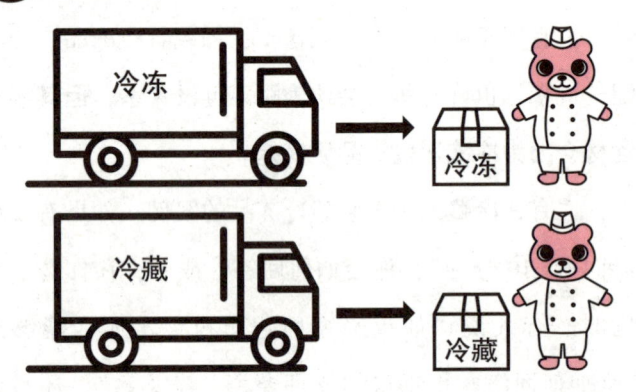

冷冻 → 冷冻

冷藏 → 冷藏

收货时，要检查肉类、蔬菜、鱼等食材是否在合适的温控下送达。如果状态不对，不能收货。

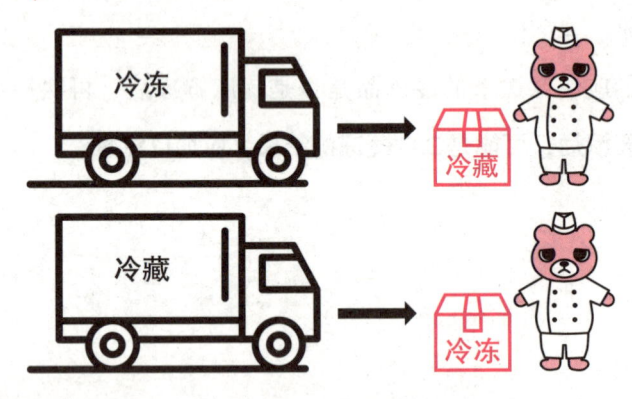

✗ 冷藏车不载冷冻品
冷冻车不载冷藏品

冷冻 → 冷藏

冷藏 → 冷冻

Point

1. 有温度控制要求的食材到货时，需有人在场
2. 确认冷藏品通过冷藏车配送并保持着冷藏状态
3. 确认冷冻品通过冷冻车配送并没有融化

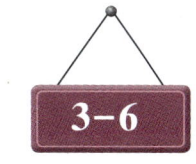

3-6 蔬菜和蛋糕共用一个冰箱这种事儿……

员工是否熟识 PHF 食材（带土的根茎类蔬菜等）和 RTE 食材（蛋糕等），并区分使用冰箱？

是否区分了 PHF 和 RTE

区分厨房里的 PHF 和 RTE。如果可以，请准备白板，用红笔记录 PHF 食材，用蓝笔记录 RTE 食材。纸板不能带进厨房，所以冰箱中当然不能有纸箱。

生鱼、生肉、生鸡蛋等最好准备专用冰箱，如果无法实现，应区分使用冰箱。空气流通的空间，内部区分并没有意义。换句话说，仅靠架子对冰箱进行分区，毫无意义。

如果出品刺身，需要准备专用冰箱。如果只出品烤鱼，鱼肉可以与生肉共用冰箱。但若生肉、生鱼类包装破损，可能会滴水，所以即便有真空包装，也要放在托盘等容器中存放。

应避免将未洗过的根茎类蔬菜和洗过的蔬菜放在同一冰箱。

需要准备专用冰箱

容易吸收其他食材气味的食物，如蛋糕等，需要准备专用冰箱。

尤其是甜品，顾客会兴致勃勃地挑选，所以应准备专用冰箱，放在顾客目光所及之处。

有些店铺用同一冰箱来冷藏啤酒、果汁以及扎啤杯。然而，即使将啤酒瓶擦得干干净净，也无法完全清除表面的灰尘，特别是瓶塞处的污垢。所以需要准备专用冰箱来冷藏扎啤杯、玻璃杯。

你思考过冷藏温度为几摄氏度时，食物更美味吗？蛋糕为几摄氏度，瓶装啤酒为几摄氏度，纯净水为几摄氏度？**有些食物为了保存而冷藏，也有些食物为了更美味而冷藏**。为了让食物更美味，试着思考一下几摄氏度冷藏最佳吧。

第3章 | 厨房中HACCP、预防各种病毒的卫生管理方法

冰箱需区分使用

〇 刺身和蛋糕类
需要准备专用冰箱

\Good!!/

| 肉类
生鱼
专用 | 根茎类
蔬菜
专用 | 生食
刺身
贝类
专用 | RTE
（蛋糕）
（沙拉）
专用 |

分别有独立冰箱

✗ 在同一冰箱内
进行分区没有意义

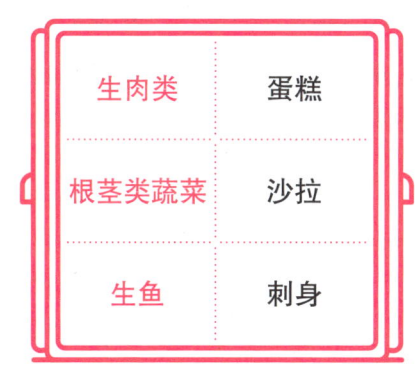

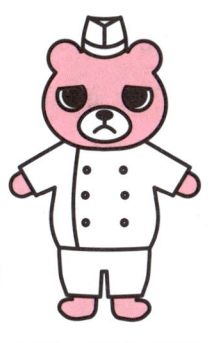

生肉类	蛋糕
根茎类蔬菜	沙拉
生鱼	刺身

上层蔬菜，下层肉，冷冻区放鱼……这种方式不等于区分保存，需分别准备专用冰箱

Point
1. 理解PHF和RTE的区分
2. 不将PHF和RTE放进同一冰箱
3. 蛋糕、沙拉等放进专用冰箱

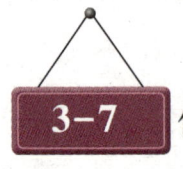

3-7 何时清洗的冰箱滤网

如果水有异味，顾客会马上发现。

是否制订了清洁计划

厨房中有些地方需要每日清洁，有些地方需要定期清洁，还有些地方必须拜托专业人员进行清洁。针对不同设备，您的店是否制订了清洁计划？

例如，在天气变热前的 4 月的某个工作日，清洁冰箱滤网，那么首先要思考"为什么那时需要清洁""如果要清洁，几点清洁比较好"，**还要记得制订清洁人员的出勤计划。**

近来，冰箱滤网变得越来越方便清洁了，但如果是老式冰箱就不太方便清洁。冰箱滤网积灰，不仅会影响冰箱的冷藏能力，还可能被蟑螂等虫子筑窝，切勿忘记清洗滤网。

是否识别了影响口味的因素

如果疏于清洁、不定期更换过滤装置，有些设备可能影响食物口味。例如，何时更换净水器滤芯？为什么要在那时更换？是否有"可视化"的提醒方式，以防忘记更换？

用水量不同，净水器滤芯的更换时间也不同。在净水器旁边标注下次更换滤芯的时间，可以防止忘记更换。

啤酒机的清洁状态会直接影响啤酒的风味。啤酒机会积累酒石，所以定期请专业人员清洗，非常重要。

厨房和大厅的制冷空调也需定期清洗滤网，天气变热前，应请专业人员清理翅片。

有计划地定期实施厨房清洁工作

○ 根据【计划使用时间】反推，制订清洁计划

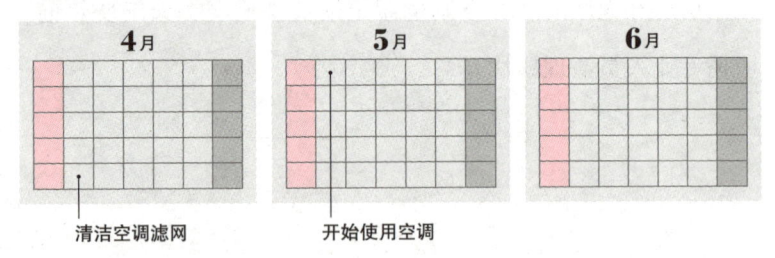

4月 ─ 清洁空调滤网
5月 ─ 开始使用空调
6月

制订计划，例如
5月开始使用的话，提前两周，在店铺休息日进行清洁……

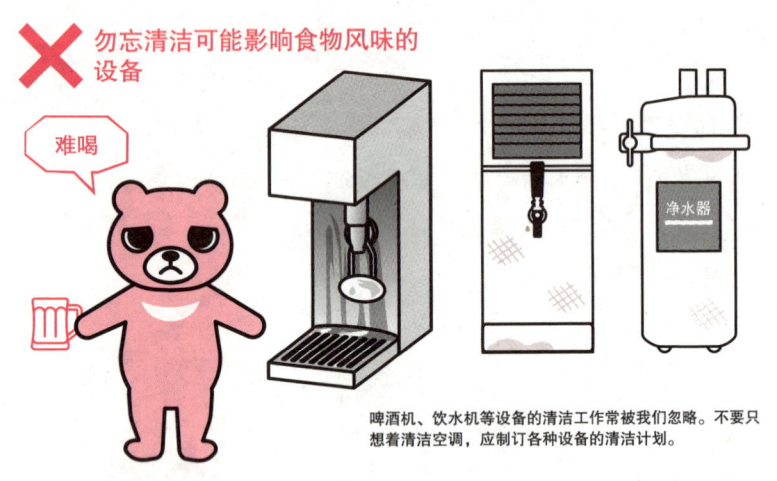

✗ 勿忘清洁可能影响食物风味的设备

难喝

净水器

啤酒机、饮水机等设备的清洁工作常被我们忽略。不要只想着清洁空调，应制订各种设备的清洁计划。

Point

1. 已制订清洁计划
2. 如未按期实施清洁，会有提醒
3. "可视化"展现下次清洁（更换）的时间

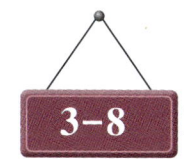

3-8 不可以使用透明保鲜膜吗

如果食物中混入保鲜膜碎屑，顾客会很不愉快。我建议厨房中使用蓝色保鲜膜。

不用透明保鲜膜

把用了一半的食材放进冰箱保存时，家庭常用透明保鲜膜。但如果透明保鲜膜混进食物里，会很难被发现。蓝色食物很少，使用蓝色保鲜膜，即使混入食材中，也很容易察觉。同时，外卖食物用蓝色保鲜膜盖住，还可以强调餐厅有意识地预防食物混入杂质。所以请用蓝色保鲜膜封住开封后的食材，然后保存在冰箱等储藏空间中吧！

此外，店铺是否统一规定了食物包装袋的打开方法？虽然开袋方法多种多样，但我推荐抓住包装袋一边，一次剪下，并将剪下的部分立即丢进垃圾箱。

是否记录了使用期限？

有些酱油、酱汁、蘸料等调味料开封后，需要放在冰箱中保存，有些调味料即使放进冰箱，也只能存放一个月。

此外，有些产品即使咨询生产商，也无法得知确切的答案——到底开封后可以用多久，令人非常苦恼。遇到这种情况时，我**建议制订一个公司内部规则，例如，规定使用期限为开封后一个月，并清楚地标记出来。**

如果把客桌上的空调料瓶拿进厨房，用于分装，原来标记的保质期可能已过期，应多加注意。

反之，如果要将产品从原来的容器中分装出来，放在客桌上使用，建议您使用专用分装容器，不标记保质期和保存方法等。

第 3 章 | 厨房中 HACCP、预防各种病毒的卫生管理方法

是否采取了防止异物混入的措施？

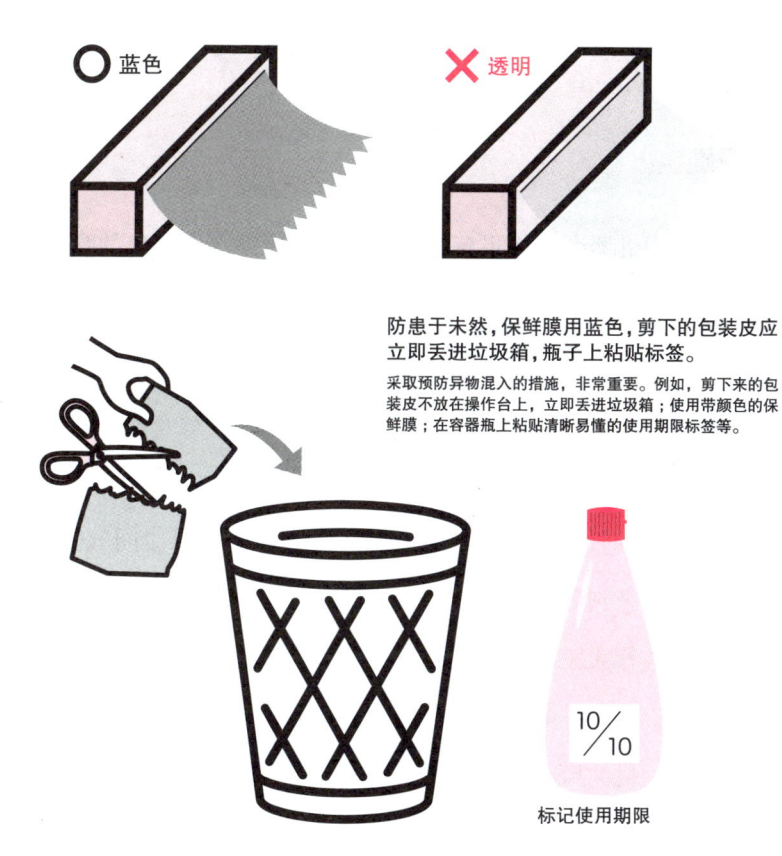

○ 蓝色

✕ 透明

防患于未然，保鲜膜用蓝色，剪下的包装皮应立即丢进垃圾箱，瓶子上粘贴标签。

采取预防异物混入的措施，非常重要。例如，剪下来的包装皮不放在操作台上，立即丢进垃圾箱；使用带颜色的保鲜膜；在容器瓶上粘贴清晰易懂的使用期限标签等。

标记使用期限

Point

1. 保鲜膜等物品不可使用透明类型
2. 统一包装袋的打开方法
3. 记录酱油、蘸料等调味料的使用期限

097

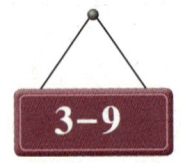

3-9 在炸锅旁会感到眩晕吗

在猪排屋或油炸食物摊位旁，有时会感觉眼前晕晕的。为什么会这样呢？

每日确认

在油炸机器旁，如果感觉眼前眩晕，原因在于氧化的食用油。氧化的油属于 HACCP 的危害之一。敏感的人，只要闻到味道，就会失去食欲。虽然没必要把油全部更换，但也推荐大家根据使用频率和油量，每天早上在使用前，测量并记录油脂的氧化程度。

关于油脂氧化程度的测量工作，虽然可以通过"闻气味"等五官感受来判断，但一旦更换作业人员，判断标准也会变化，所以推荐大家准备一个简单的测氧化试纸。

炸锅应每天排油，用网过滤，保持干净。如果要突显天妇罗等菜品食材的风味，可以每天换油，彰显店铺特色。

一旦起火，难以收场

炸土豆，会减缓食用油的氧化进程。所以，菜单中加入土豆，会延长油的使用时间。与之相反，如果残留面粉渣，会加速油脂的氧化。

炸过的面粉渣，一般会在营业结束后进行处理，处理时应加以注意。大家是如何丢弃炸过的面粉渣的？如果直接将滤网中的面粉渣倒进垃圾箱，面粉渣中的余热可能导致起火，引起火灾。

应在装面粉渣的容器中铺一层冰，待完全冷却后，再扔进垃圾桶。

万全起见，应在炸锅旁安装灭火器。同时，**不要忘记在紧急出口附近安装灭火装备。**

保持炸锅清洁

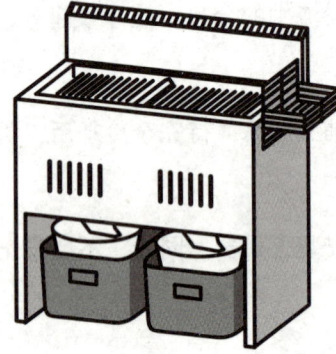

① 保持炸锅清洁

每日排油
用网过滤油,保持干净
提供天妇罗等餐厅应每日换油

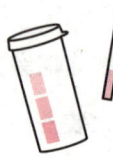

使用前
用试纸测量油脂的氧化程度

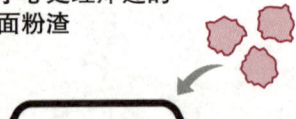

疏于清理炸锅,容易引发健康危害。油脂氧化,食物美味程度也会下降,应保持食用油和炸锅的清洁。

② 小心处理炸过的面粉渣

应待炸过的面粉渣冷却后,再丢进垃圾桶

冰
面粉渣
滤网

金属制面粉渣容器

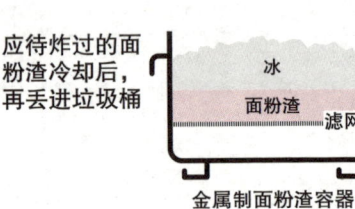

Point

1. 规定换油频率
2. 规定炸锅的清洁频率
3. 规定炸过的面粉渣的处理方法

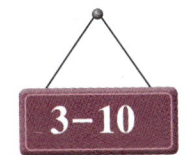

3-10 勿将垃圾桶直接放在地上

厨房中有很多难以轻易移动的东西，一旦发现蟑螂，需实施大扫除。

消除隐藏空间

据说，蟑螂在自己的背部碰到东西时，才会觉得安全放心。也就是说，蟑螂通常藏匿在狭窄的空间中。有人影晃动，老鼠和蟑螂不会现身。只有在大半夜、黎明等没人的时候，它们才会从厨房中现身，喝水吃东西。

预防老鼠和蟑螂的对策，无非是消除隐藏空间，不放会成为害虫吃食的食材。

一旦发现蟑螂，建议大家在喷杀虫剂前，先清扫嵌入式冰箱等设备的下方。

在您的厨房里，有直接放在地上的东西吗？拿起直接放在地面的垃圾桶时，是否有黑色物体窸窸窣窣地跑动？

大型圆柱形煮锅、食材容器等直接放在地面上的物体，会成为害虫们很喜欢的窝。

最好是可移动式

台下冰箱等**离地近、容易造成难以清洁的死角的设备**，应

设计成可移动式。如果可以，留足 15cm 以上的空间，让老鼠和蟑螂无法躲藏。

货架的底层货板高于地面 15cm，方便清洁。

理想方式是给垃圾箱安装滚轮，可以自由移动。最好给台下冰箱也安装滚轮，定期移开以清洁地面。

特别是从炸锅中向四周飞溅的油滴，会成为蟑螂的食物，所以应将炸锅设计成可移动式，这样更便于清洁地面。

厨房中的鞋柜等，也应和地面有一定的距离。

第3章｜厨房中 HACCP、预防各种病毒的卫生管理方法

垃圾桶的挑选与放置方式

⭕ 便于移动
高于地面15cm

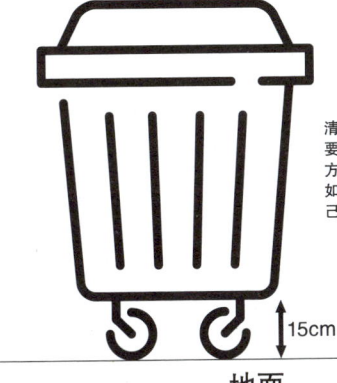

清洁垃圾桶的下方，非常重要。请选择高于地面15cm、方便清洁地面的垃圾桶吧。如果找不到合适的，可以自己加装滚轮。

15cm

地面

❌ 丢掉直接放在地面上且难以移动的垃圾桶吧

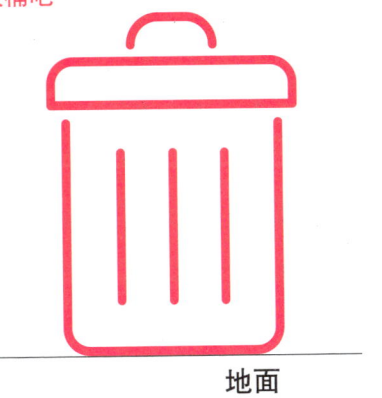

地面

Point

1. 坚决不把食材、圆柱形煮锅等物品直接放在地上
2. 定期清洁货架和冰箱的下方
3. 定期移动冰箱等设备，实施清洁工作

103

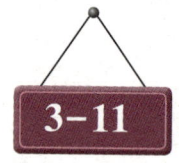

3-11 经常接触的地方要保持洁净发亮

> 如果店里卫生间的门和照明开关上满是手印，我会直接扭头离开……

能否擦得干净发亮？

卫生间门把手是否使用了可以擦得干净发亮的材质？我的建议是使用无磁不锈钢。不锈钢有很多种类，有磁性的不锈钢（SUS400 系列）擦着擦着就会生出锈来。**哪怕稍微贵一点，也建议您在人常触摸的把手和开关位置，使用无磁不锈钢（SUS300 系列）材料**。在诸如病毒频发的冬季，即使用蘸了盐的抹布擦拭，无磁不锈钢也不会生锈。

除了门把手，其他人常触摸的物品，建议大家使用自动化产品。

卫生间照明开关、洗手台水龙头、卫生间出水拉杆等，都换成无须触碰、自动感应的产品吧！

厨房的出入口也要保持洁净

连接厨房和大厅的门，是员工们最频繁用手触碰的地方。如前文所述，手摸的地方，要使用无磁不锈钢，并定期擦拭，保持洁净。擦拭时向着同一方向，可以让不锈钢变得干净发亮。

大厅工作人员频繁进厨房取餐，厨房中的人频繁进入大厅收拾餐具，所以厨房进出口处的地面尤其容易变黑。**无黑渍是大厅地面应保持的基本状态**。如果地面容易变黑，应思考如何减少污物带出，例如改变大厅工作人员的鞋底材质、更换地垫等。

保持门把手和开关周围的洁净

○ 沿同一方向擦拭

不锈钢板

擦拭

沿同一方向擦拭

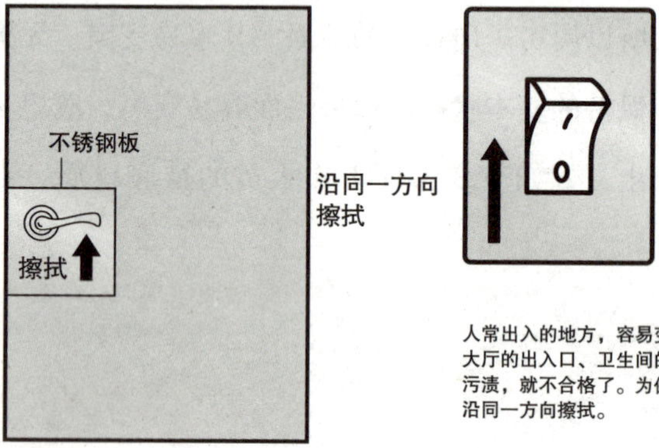

人常出入的地方，容易变脏。厨房与大厅的出入口、卫生间的按钮等出现污渍，就不合格了。为保持洁净，应沿同一方向擦拭。

✗ 厨房与大厅的出入口、卫生间门锁处脏污

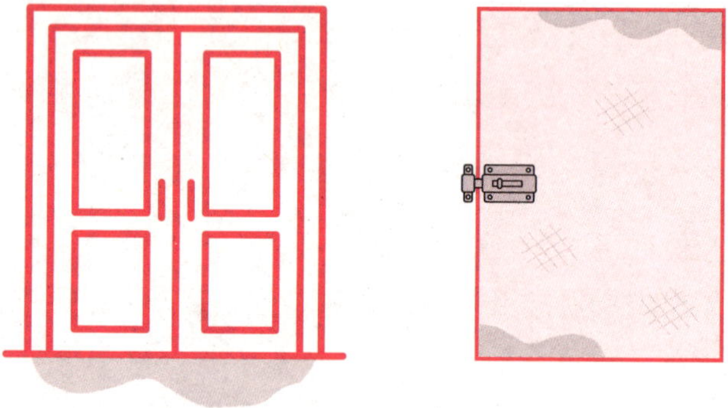

Point
1. 保持卫生间门锁和把手的洁净
2. 卫生间照明开关等采用自动感应式
3. 保持厨房和大厅的通道门的洁净

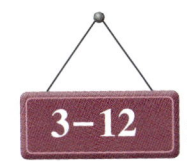

3-12 弄错了酒精与洗涤剂

本打算给便当盒喷点酒精，结果不小心喷了中性洗涤剂。如果是你，会怎么办？

只有酒精是透明液体

我负责检查卫生时，如果在厨房里发现酒精喷雾，一定会往自己的手心喷一点，确认里边是否是酒精。因新冠疫情，很多店铺门口都会放着酒精消毒喷雾，我用上述方法确认后，发现标着酒精、里边却不是酒精的例子比比皆是。

如果用于手部杀菌，没什么问题，但如果将含盐杀菌剂喷到便当盒上，会导致食物异味而被投诉。

中性洗涤剂装在酒精容器中，误当酒精使用的报告也有很多。常出现的情形是，从 18 升容器中取出 4 升中性洗涤剂兑水稀释，溶液瓶没有标识，导致误当酒精使用……

如果发现中性洗涤剂误用在便当盒上，需上报至卫生管理局。

所有类别都用颜色区分

大部分洗手液是红色或蓝色的。这是厂家的小巧思，目的是防止与其他洗涤剂混淆，以及方便识别容器中的剩余液量。

餐厅使用的洗涤剂一般有洗手液、中性洗涤剂、去油污剂、厕所清洁剂、玻璃清洁剂、酒精等类别。

其中，玻璃清洁剂、厕所清洁剂大多可使用市面上销售的产品。其他洗涤剂，应全部选择带颜色的类型，并在分装容器上粘贴与液体相同颜色的标签。有些店铺会用油性笔把洗涤剂名称写在分装容器上，但笔迹会逐渐变浅，导致难以辨别。

虽然有些人不喜欢有颜色的洗涤剂，但从危机管理出发，有颜色的洗涤剂是最佳选择。

鉴于这个行业还有很多外国工作人员，我推荐大家不用文字，而是用颜色区分。

第 3 章 | 厨房中 HACCP、预防各种病毒的卫生管理方法

防止洗涤剂与酒精混淆

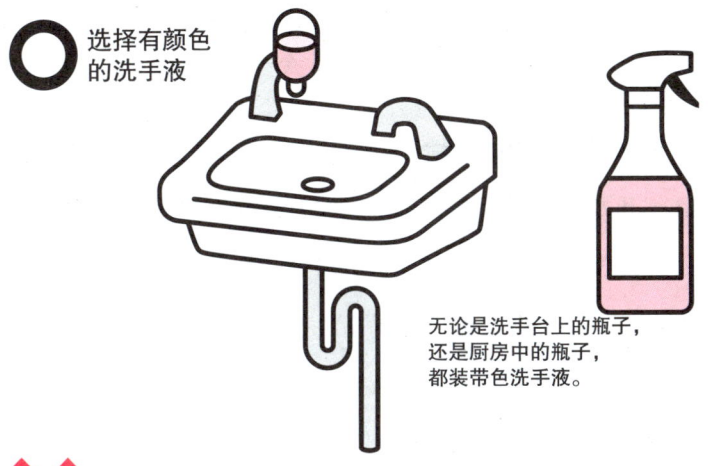

○ 选择有颜色的洗手液

无论是洗手台上的瓶子，还是厨房中的瓶子，都装带色洗手液。

✗ 不使用内液与标识不符的东西

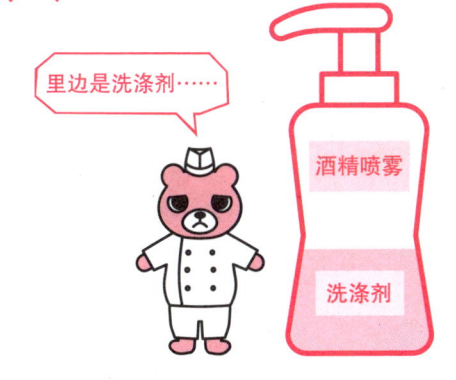

里边是洗涤剂……

酒精喷雾

洗涤剂

将洗涤剂装进写有酒精喷雾的容器中，一定会导致混淆。有带色洗涤剂的选项时，一定要根据用途，区分为不同颜色，保持标签与内液颜色一致。

Point

1. 洗涤剂和酒精等全部用不同颜色区分
2. 洗涤剂的标签颜色与溶液颜色保持一致
3. 分装容器的颜色与溶液颜色保持一致

3-13 苍蝇乱飞

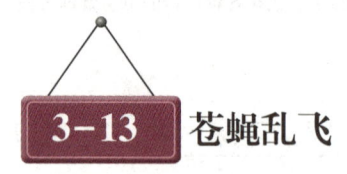

餐厅中有几只苍蝇乱飞,如果客户说"食物上落了苍蝇"……你会如何应对?

营造一个不吸引苍蝇的环境

苍蝇和蚊子在大厅中乱飞,好不容易做出的美味会被毁于一旦。飞翔类昆虫被称为飞虫。打开没安装纱网的门窗通风,一定会有蚊虫飞进来。也就是说,对餐厅而言,开窗通风是致命问题,建议使用机器设备通风换气。

飞虫喜欢330nm~370nm的光。这是人类无法看到的"蓝光"。白炽灯、荧光灯会发出"蓝光"。而LED基本上只发出人类可以看见的光。**将透窗可见的店里的光换成LED,就不会有飞虫被吸引到店里来了。**

找预防蚊虫老鼠的公司测量一下,就可知道店内是否有"蓝光"漏出,同时检查一下霓虹灯、玄关看板等处发出的光是否有"蓝光"。

在厨房中杜绝飞虫

厨房里如果有蚊子产卵,大约10天就会孵化出小蚊子。因此,厨房中有水的地方,至少10天内要清理一次。每周留出一天，比如"每周三"，彻底清理一遍排水池、排水栅和隔油池。

还要注意餐厅周围的环境。附近是否有杂草丛生的空地？如果杂草中有水坑、有废弃的轮胎和空罐，一旦下雨存水，10天后就会有大量蚊子飞出。应与当地管理部门协力解决空地的杂草问题。

还有一些店铺会在门前放盆栽，其实花盆也会成为蚊虫的巢穴。

漂亮的花会吸引蚊虫。**建议大家不要在店前放任何东西**。

如何营造没有蚊虫的店铺环境？

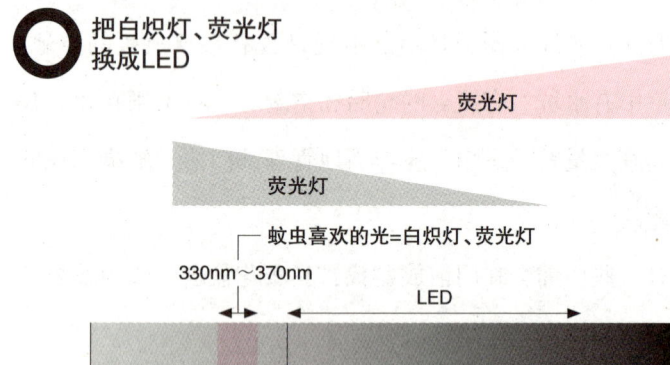

○ 把白炽灯、荧光灯换成LED

荧光灯

荧光灯

蚊虫喜欢的光=白炽灯、荧光灯

330nm～370nm

LED

200nm　紫外线　400nm　可见光　800nm

✗ 停车场和厨房中不存水

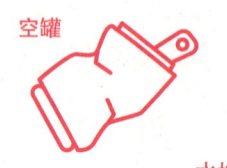

空罐

水坑

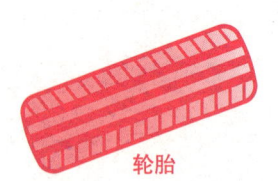

轮胎

应营造一个"蚊虫不喜欢的环境"，打扫厨房中的排水池、排水栅、隔油池，清理停车场的水坑、空罐、旧轮胎，换掉荧光灯和白炽灯。

Point

1 不用飞虫喜欢的光

2 每周定期清扫有水的地方

3 确认店铺周围的环境

112

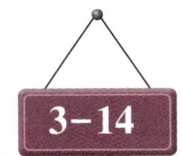

3-14 有蟑螂的店铺怎么可能做出美食

宴席上，如果小碗里有蟑螂，不管多棒的美食都会被毁于一旦。

营造一个蟑螂无处可藏的环境

蟑螂非常喜欢狭小的空间，常常隐匿在花盆和托盘的缝隙等人们觉得"怎么可能藏在那儿"的地方。**消除蟑螂喜欢藏匿的空间，是驱除蟑螂的第一步。**

勿将挂历、海报贴在厨房。因为海报背面会成为蟑螂的藏身之地。蟑螂可以爬到高约 2m 的地方，海报可以成为一个完美的藏身之处。

不将鞋子带进厨房，也很重要。货架的最下层架板要高于地面 15cm。此外，不可以将纸箱放进厨房。如果操作台之间存在缝隙，注入喷漆材料（蟑螂杀虫剂）效果颇佳。一旦发现一只蟑螂，应重新检查厨房。

堵住缝隙，彻底清洁

冰箱等设备与地面之间的缝隙，也要清洁。打扫时使用"清洁杆"等工具。同时，还要确认横向架设的管道、燃气管、水管等缝隙处是否有垃圾，做好清洁。

如果依然没有解决蟑螂问题，可以挪开所有厨具，对包括墙壁在内的所有地方，进行彻底清洁，还要拆开炸锅和冰箱等，进行清洁。虽然可以请灭虫公司喷洒杀虫剂，但**杀虫剂只是一个杀退眼前已有蟑螂的方法罢了。**

使用熏烟剂、杀虫剂时，要做好遮蔽保护，防止烹饪用具、餐具、食材沾上熏烟剂和杀虫剂。

蟑螂喜欢温暖的地方，建议您在冰箱滤网背面，设置捕虫陷阱，每月检查是否有蟑螂。

第3章 | 厨房中 HACCP、预防各种病毒的卫生管理方法

什么环境蟑螂不喜居住？

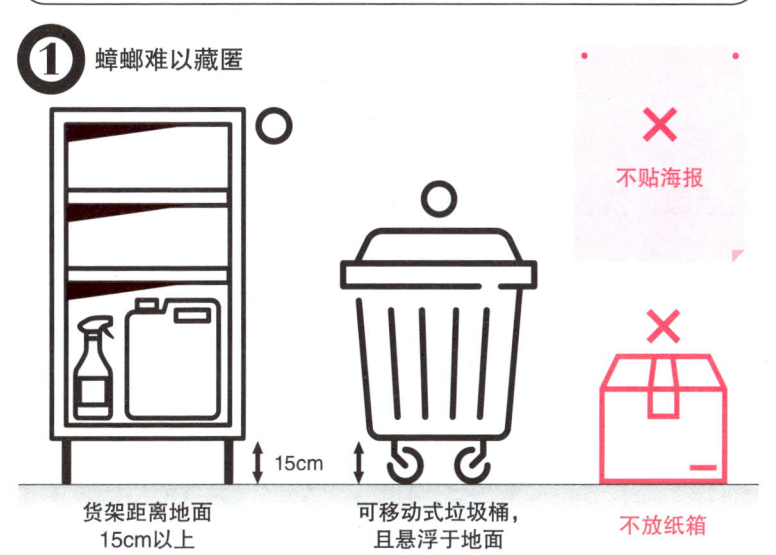

① 蟑螂难以藏匿

货架距离地面
15cm以上

可移动式垃圾桶，
且悬浮于地面

不贴海报

不放纸箱

② 使用清洁杆打扫手够不到的地方

**消除藏身空间
让蟑螂无法生存**

蟑螂一般居住在无法打扫到的地方。货架、垃圾桶要高于地面15cm，不贴海报，不放纸箱，用"清洁杆"打扫手够不到的缝隙处。

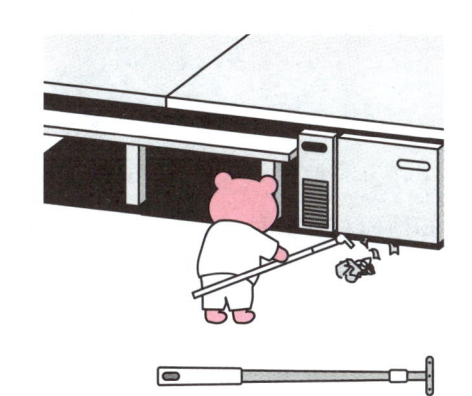

Point

1. 一旦在厨房发现蟑螂，应重新检查厨房
2. 如果对策1无法解决问题，可对厨房进行大扫除
3. 如果对策2无法解决问题，可以使用杀虫剂，布置蟑螂陷阱

115

3-15 货架黑了

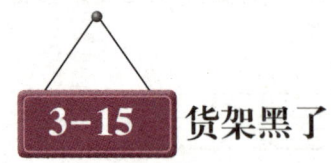

万一顾客在网络上发布了"有老鼠的视频",要怎么办?

有老鼠,就会留下痕迹

是否有货架奇怪地变黑了、柱子竖向出现黑色痕迹等情况?

"为什么这个货架脏了呢",如果发现此类情况,应立即记在笔记本中,并清扫干净。如果几天后又变脏了,那便是老鼠留下的痕迹了。

追踪脏污痕迹,是否发现了细长状的黑色老鼠粪便?再往下找,有可能会发现老鼠洞。

早上,厨房中是否有塑料碎屑?如果米袋破裂,大米漏出,可能是被老鼠吃了。**寻找并发现老鼠痕迹,需每天好好打扫地面和食材库。**

如果发现食材被啃咬的痕迹,可以把食材放进收纳盒等容器中。有时没有了食物,老鼠会自动消失。

天花板上有洞吗

发现有人影,老鼠就会躲起来。它们会钻到货架下边、排水沟等地方。有 500 日元硬币大小的洞，老鼠就能自由进出、通过水管等，就能爬到 2m 高的地方。如果天花板有洞，老鼠会跑到天花板里，白天藏在其中。

它们甚至会从下水道游进排水管，然后从隔油池、排水管钻进厨房。所以，隔油池和下水道的连接处必须铺上网罩，防止老鼠进入。

配电器的配线部分如果有缝隙，老鼠容易钻进去。老鼠钻进配电器，造成短路的事故不在少数。**建议大家每月检查配电器，查看密封胶泥是否剥落等。**

防鼠对策的检查要点

① 这种情况下有老鼠

只要经营餐厅,就无法完全隔绝老鼠和蟑螂。但只要坚守几个要点,就能驱逐虫鼠。

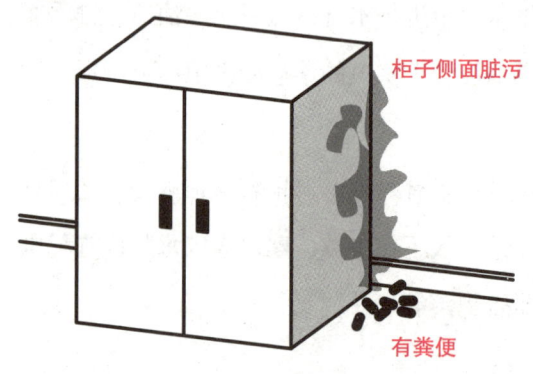

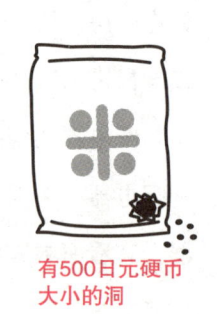

柜子侧面脏污

有粪便

有500日元硬币大小的洞

② 确认和封堵老鼠通道

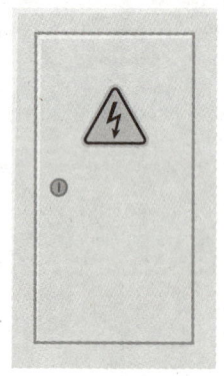

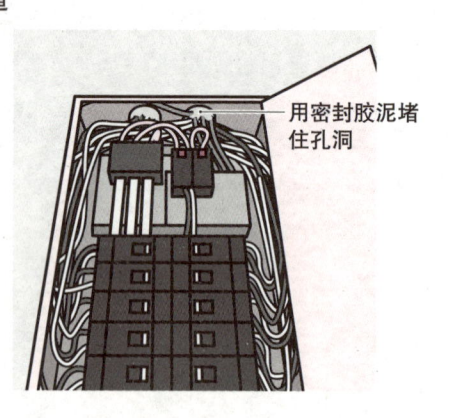

用密封胶泥堵住孔洞

Point

1. 是否有货架变黑、粪便等老鼠留下的痕迹?
2. 是否有食材包装袋破损、食材掉到地面上的情况?
3. 墙壁和天花板上是否有500日元硬币大小的洞?

3-16 异味从何而来

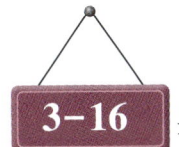

有些餐厅有特别的气味。是否有顾客刚进店就离开了?

需检查排水环境

如果有明显的异味,可能是排水道的气味逆流进入厨房了。

一般排气扇会排走油烟味,但如果大厅中都飘着气味,则说明大厅排气扇的换气能力不够了。需要检查排气扇滤网是否需要清洁。

隔油池是否每周至少清理一次?清理时,是否清理了盖子背面?如果因盖子重,没有清理背面,就会产生异味。应该换成重量较轻的铝制盖子。如果通往下水道的弯管处没有水封,也会导致下水道的臭味逆流。应定期冲洗不使用的水槽。

需确认店铺周围的环境

开店前、关店后是否检查了店铺周围的环境?如果排水口井盖没盖严,就会飘出下水道的臭味。垃圾桶是否已盖上?垃圾桶是否清洗干净?厨余垃圾中的汁水在垃圾桶中堆积后,会腐坏散发异味。所以垃圾桶附近应设置水龙头,每天冲洗。

附近是否有养鸡场、养猪场?如果有堆肥,会散发异味,随风飘过来。遇到这种情况,可以与异味发生源一方讨论,采用技术或药物祛除异味。

餐厅打烊后,是否关闭大厅排气扇?**建议打烊后依然保持开启,防止下水道等异味堆积。**

从源头祛除异味很重要

○ 厨房的清洁要点

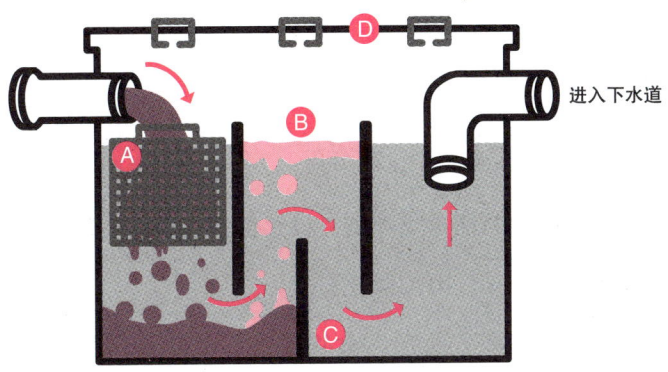

A 每日清洁篮筐
B 每日清洁浮出的油脂（油脂、油脂残渣）
C 每月清洁一次沉淀物
D 观察盖子的生锈和老化程度，定期更换

✗ 是否确认垃圾桶和排水口

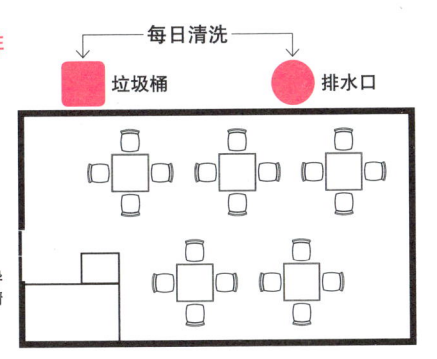

每日清洗
■ 垃圾桶　● 排水口

店外的垃圾桶、排水口也会飘出异味。需要每日用水清洗。还要定期清洁厨房的排水部位。

Point

1. 定期清理隔油池
2. 用水密封连接下水道的管道
3. 每日检查餐厅周围的环境

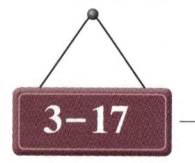

3-17 一升装酒瓶破碎

在厨房中倒酒时,不小心把瓶子弄碎了,该怎么办?

清洗酒杯和食物的水槽是否是分开的?

用薄杯口的杯子喝啤酒,口感更好。但薄玻璃酒杯在清洗时,很容易破碎,需加以注意。

破碎的酒杯残渣混入食物中,可能导致顾客受伤。**洗餐具、蔬菜、锅具,需分别使用不同的水槽**。

如果在厨房中不小心打碎了酒杯或餐具,需确认是否有碎渣飞进正在烹饪的食物中。

建议将玻璃瓶装调味品(如酒和甜料酒),换成纸质容器或塑料瓶装的类型。如果无法更换,则不应将玻璃瓶直接放进厨房,而应分装在不易破碎的容器中,然后再拿进厨房中使用。

荧光灯等是否有防碎渣散落装置

假设在打扫厨房时,拖把杆撞到了荧光灯并将其打破,那么碎片会散落到整个厨房。

为避免这种情况，可以选择有罩的照明灯，但更换时，还是有可能破碎。食品工厂使用一种即使破了也不会碎渣飞散的荧光灯类型，推荐大家换成这种。

除餐具之外的其他易碎品，尤其是玻璃制品，要远离厨房。如果厨房采用玻璃窗，推荐大家贴上一层即使破碎也不会导致碎渣飞溅的防爆膜。

大厅的玻璃也一样，如遇地震等灾害，玻璃碎裂后会伤到顾客，建议使用破裂后不会飞溅的防爆玻璃。

厨房内玻璃制品的处理方法

○ 打造成"不会碎/碎了也无碍"的状态

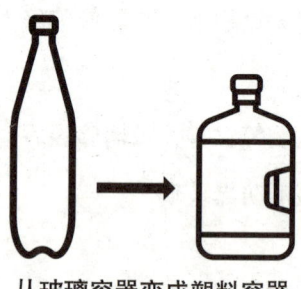

从玻璃容器变成塑料容器

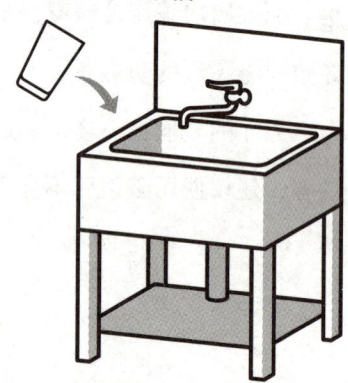

清洗杯子（易碎物品）时使用专用水槽

✗ 不用易被忽视的玻璃制品

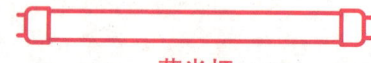

荧光灯
换成防碎渣散落的类型

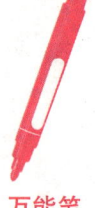

万能笔

营造一个"碎了也无碍"的环境，例如使用单独的水槽清洗易碎品。此外，还应注意"荧光灯"和万能笔，它们常常被忽视。

Point

1. 规定杯子、瓶子的碎后处理方法
2. 除餐具，其他玻璃制品要远离厨房
3. 厨房的荧光灯、镜子、玻璃窗等采用防爆类型

Column

食物中毒的原因：沙门氏菌

细菌形象	
主要存在位置	生鸡蛋、鸡肉、自然界（广泛分布在河、污水、海等区域）
特点	耐干燥
潜伏期	6小时~72小时
症状	剧烈腹痛、腹泻、发热、呕吐 可能长期携带病菌
可引起食物中毒的食材	蛋类、蛋加工品、食用肉类(尤其是鸡肉)、鳗鱼、鳖 交叉污染后的各种食材
注意事项	肉类蛋类要充分加热（75℃，1分钟以上） 食用生鸡蛋必须选择新鲜且冷藏保存的鸡蛋 食材区分保存，避免交叉污染

Point

1. 了解可能引起沙门氏菌食物中毒的食材
2. 了解工作人员的何种行为可能引起沙门氏菌食物中毒
3. 理解可能引起沙门氏菌食物中毒的外卖注意点

第4章

预防各种病毒、食物中毒等危害的餐具管理方法

——正确清洗与保存

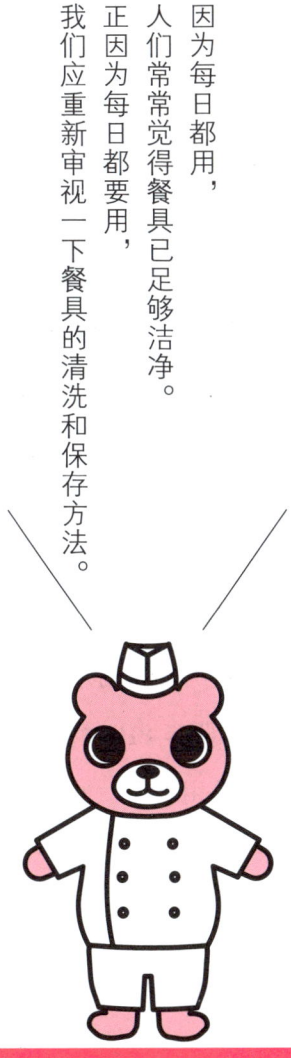

因为每日都用，人们常常觉得餐具已足够洁净。正因为每日都要用，我们应重新审视一下餐具的清洗和保存方法。

4-1 需要几个水槽

卸下水槽封水阀后,如果有黏糊糊的脏东西,那么厨房里其他地方一定也很脏。

洗手台应设置在厨房外

仔细思考如何预防传染病和食物中毒,可以发现,在打开厨房门之前、按下灯的开关之前,需要一个可洗手的地方。

顾客开门进来后马上洗手,然后落座,能进一步防范传染病。早在昭和时代①,东京都等地区就要求餐厅在入口处设置顾客专用洗手台,然而不知什么时候,这一要求消失了,入口处有洗手台的餐厅变得越来越少了。

厨房里的每个潜在危险处,都需设置水槽。如果厨房很大,水槽的数量也需要与厨房工作人员数量相匹配。

即使有洗碗机,也需要有一个用于预洗餐具的水槽。此外,还需有清洗蔬菜的水槽,清洗装肉容器等 PHF 餐具的专用水槽,清洗土豆沙拉碗等 RTE 餐具的专用水槽。如果食物中有带鳞的鱼类,还应设置鱼鳞清洗专用水槽。

---

① 日本年号。指 1928 年—1989 年。

是否每天擦拭水槽？

每天擦拭水槽，也很重要。每天擦洗沥水篮以及水槽内壁后，要把水擦干。**擦干水分，可以预防蟑螂等害虫**。如果水槽下边有储物柜，柜里放着洗涤剂等用品，应注意在清扫时，移走所有物品，彻底擦拭干净储物柜。如果做不到这种程度，建议大家不要配置储物柜。

水槽有封水阀和过滤残渣的提篮。很多餐厅会打扫过滤垃圾的提篮，但很少有餐厅会每日拆下封水阀进行清洗。我检查厨房时，一定会让餐厅拆下封水阀。由于清洗很麻烦，有些餐厅甚至会卸掉封水阀。

建议大家在储水盖、垃圾提篮等部件破损前，定期进行更换。

水槽的理想状态和打扫方法

○ 根据用途，准备水槽

用途	最佳槽数
洗手	洗手台
餐具专用	三槽水槽
蔬菜专用	双槽水槽
PHF专用	单槽水槽
RTE专用	单槽水槽
生鱼专用	单槽水槽（如果有带鳞的鱼）

需每日擦拭

单槽水槽只有一个清洗槽，存在食物沾上洗涤剂的风险，且无法区分RTE和PHF，比较危险。如果有带鳞的鱼类，需要单独准备清洗水槽。

✗ 不可只清扫排水管入口

拆下封水阀进行清洁

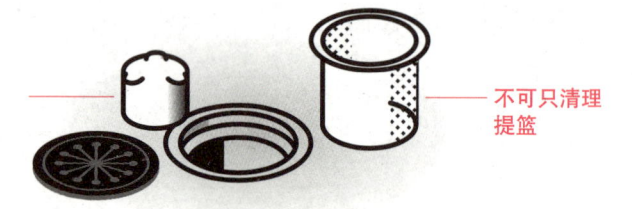

不可只清理提篮

Point

1. 理解每个水槽的用途
2. 理解每种餐具和食材是否需要单独的水槽
3. 能够说明水槽的清洁方法

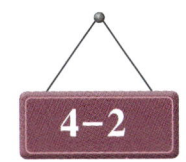

4-2 三槽水槽是必要的

"水杯上有口红印","餐具黏黏的"……如果是我,即使下了单,也会转身离开。

为了消除洗涤剂的危害

手工清洗餐具和锅具,需要使用三槽水槽。虽然有不少餐厅使用在家庭中被广泛安装的单槽水槽来清洗锅具,但**要彻底冲掉洗涤剂、做好烹饪工具的杀菌消毒,三槽是很必要的。**

将器具放进水槽清洗之前,应先擦掉残留的食物和汁液。清洗工作有如下3个步骤:

- 给刷子、海绵打上洗涤剂,在第一个槽内清洗;
- 在第二个水槽,冲洗掉洗涤剂;
- 在第三个水槽,进行杀菌。

对于无需杀菌处理的餐具:

- 在第一个水槽,用热水冲掉污垢;
- 在第二个水槽,用洗涤剂进行清洗;
- 在第三个水槽,冲洗干净,然后放到沥水台上。

在第一个水槽用热水冲洗,污垢会更易掉落。

需杀菌处理的器具

特别是盛放土豆沙拉、甜品等食物（提前做好，第二天提供给顾客）的餐具，杀菌处理非常重要。如果使用水槽，则利用第三个水槽用开水杀菌。**把要消毒的餐具放在篮子里，浇上开水，然后把篮子放在架子上晾干，可以提升工作效率**（也可在对流烤箱或大桶中进行加热杀菌）。

如果洗手台设在厨房内，则需要确保洗手液不会溅到其他水槽。有些餐厅用同一个水槽既洗手又洗餐具和食物，这是很危险的。**切勿忘记，洗手台的目的是洗去附着的食源性细菌和传染源。**

理想的做法是，在厨房外的洗手台旁设置一个用于清洗厨房用鞋的水槽，这样就可以穿着干净的鞋子去接待顾客了。

第4章 | 预防各种病毒、食物中毒等危害的餐具管理方法

为何需要三个槽？

○ 可区分用途，使用水槽

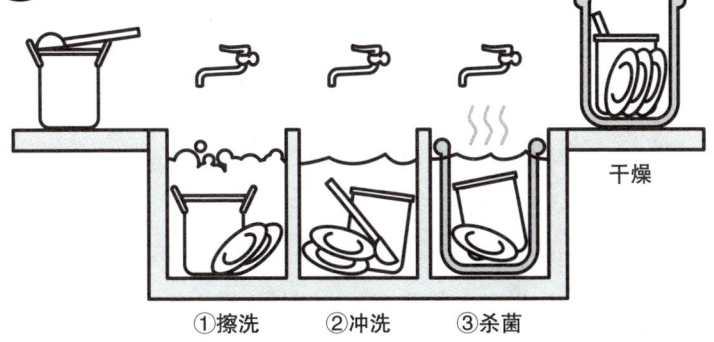

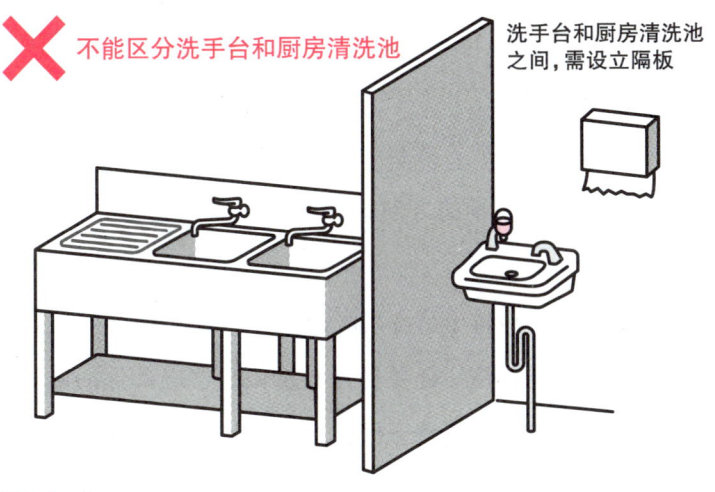

①擦洗　②冲洗　③杀菌　干燥

✗ **不能区分洗手台和厨房清洗池**

洗手台和厨房清洗池之间，需设立隔板

Point

1. 彻底去除洗涤剂
2. RTE所使用的餐厨具需杀菌处理
3. 不可让洗手液溅到其他水槽

4-3 洗碗机斑驳了吗

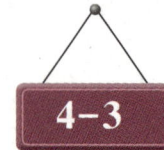

洗碗机让生活变得很方便。但若不正确保养维护，洗碗机的清洗能力会下降，甚至导致食物中毒，引起客户投诉。

是否每天都开盖晾干

洗碗机要使用专用洗涤剂，而非一般洗碗常用的中性洗涤剂。既有每次手动倒入的类型，也有机器自动出洗涤剂的类型，考虑到工作便利性，建议大家使用自动型。

检查洗碗机，需每天重点查看清洗温度是否达到 70℃以上。

此外，餐具的摆放方式也会影响清洗力。应根据说明书，摆放适量的餐具。餐具的方向错误或相互重叠，会导致洗不干净。

清洗完毕后，应排干清洗用水，收拾内部垃圾，清理送水滤网等部位堆积的残渣。还要保持水量传感器等部件的洁净。**收拾完毕后，保持洗碗机盖子打开，晾干内腔，非常重要。**

是否定期清理水垢

用海绵或刷子，沾中性洗涤剂，清洁洗碗机内部。然而，即使每天清洗，机器上还是会粘上一层白色薄膜状物质。这就是所谓的水垢，当它累积起来后，会降低机器的清洗能力。有专门清理水垢的清洁液，可以咨询洗碗机制造商。

如果喷嘴喷出的温水不正常，可以拆下喷嘴，进行清洗。洗碗机的蒸汽吸收管道也要定期清洁。如果管道内部不干净，可能会有黏稠的垃圾落到洗碗机上。

每日检查洗碗机内部是否有异响、升温是否正常、餐具上是否残留污渍，此外，还要将水垢清理日期等信息记录在日报中。别忘了擦拭洗碗机外面，保持机器内外洁净。

洗碗机的使用方法

○ 正确摆放餐具

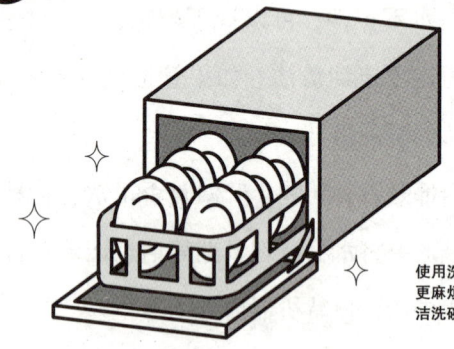

每日确认吸水部位和水垢情况

使用洗碗机是为了便利,如果洗不净,反而更麻烦。为避免洗不净,正确摆放餐具和清洁洗碗机,十分关键。

✗ 胡乱放餐具

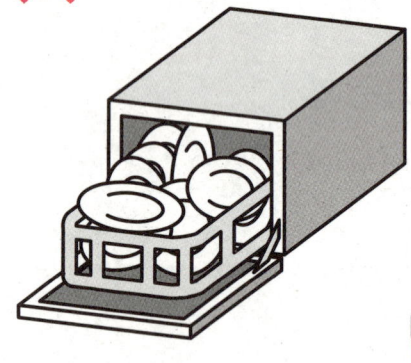

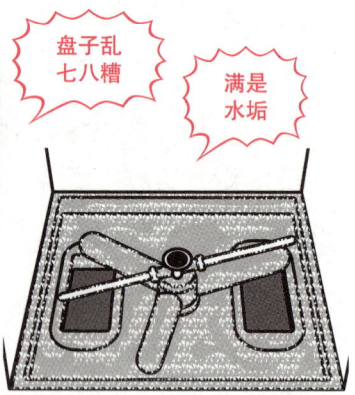

盘子乱七八糟

满是水垢

Point

1. 掌握洗碗机每日清洗情况和需检查项目
2. 正确摆放餐具
3. 了解洗碗机中水垢的处理方法

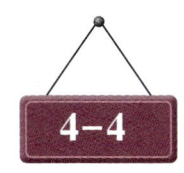

第4章 | 预防各种病毒、食物中毒等危害的餐具管理方法

4-4 餐具洗后应放在哪里

当把蔬菜沙拉盛放在一个温热的玻璃碗里端上桌时，你不觉得"这很奇怪"吗？

有多大缺口的餐具就不再使用

清洗完餐具后，有的用布擦干，有的直接晾干，有的湿着直接使用，业务类型不同，做法多种多样。

此外，您是否规定了餐具破损到什么程度、缺口多大，就不能用了？

我认为，直接与嘴唇接触的杯子和碗类，有一点点缺口，都应立即换掉。

例如盛放猪排的盘子，虽然取决于店铺的风格，但有不少餐厅仍会使用已有缺口的盘子。顾客会在心里认为这家店不过如此。

由饱和聚酯制成的水杯不易碎。即使被粗暴地摆弄，也不会破碎。经常打碎餐具的餐厅可以考虑换成这种类型的餐具。

冷却后使用，还是温暖后使用

每天开始营业时，应结合当天的客流和厨房出勤人数，预估需要什么餐具。

不被需要的餐具，应放在柜子上边的餐具存放区域。准备过多餐具，会落灰变脏，引起不必要的二次清洗，所以应该把不用的餐具放进门紧闭的柜子里，防止老鼠和蟑螂进入。

乌冬面餐厅用洗碗机洗干净餐具后，应将餐具放进热水中保存。反之，盛放沙拉的餐具一定要在清洗过后，轻轻擦拭掉水汽，放进冰箱让餐具冷却下来。推荐大家将装猪排的盘子存放在保温装置（暖盘机）中，而非常温保存（建议定期清理暖盘机）。

餐具的温度也是一场"盛宴"的重要组成部分。

第 4 章｜预防各种病毒、食物中毒等危害的餐具管理方法

餐具的正确保存方法

根据使用频率区分保存区域

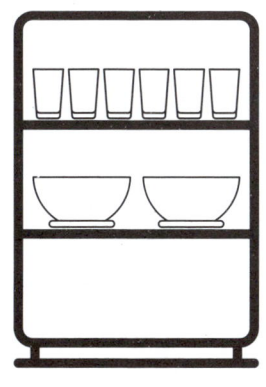

经常使用的餐具放在开放型货架或保温装置中

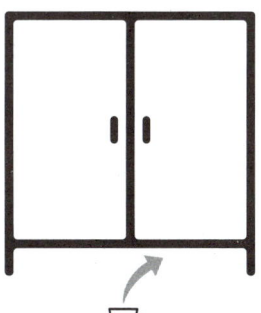

很少使用的餐具放进柜子中

将不常使用的餐具放在柜子里，且应是不常用的柜内上方位置。如果有裂痕或缺口，则不应再使用。

✗ 即使有个小缺口也不能继续使用

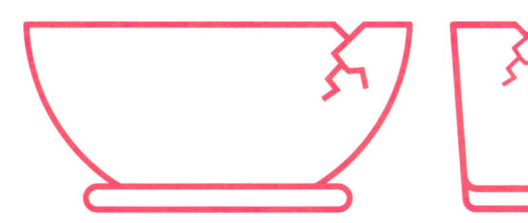

Point
1. 判断餐具是晾干后使用还是湿着直接用
2. 判断是否需要冷却后使用
3. 判断是否需要温暖后使用

139

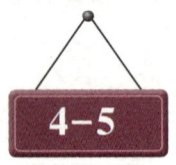

4-5 只清洗杯子，是不够的

> 水杯的形状、厚度、材质代表了餐厅的等级。

是否给顾客使用了满是伤痕的杯子

举个例子，位于京都车站前的一家酒店，自助早餐会使用不易碎的杯子和餐具。接待学生修学旅行的酒店，不会使用高级餐具。

新冠疫情暴发之后，越来越多的餐厅使用纸杯、一次性杯子。我并非认为这样不对，我想强调的是，**如果顾客落座后，喝到的第一口水的味道不错，就会对菜肴充满期待**。如果使用"没坏"却满是伤痕的杯子，即使水的味道不错，顾客也会想要离开。所以，喝水的杯子其实很重要。

如果看到厨房工作人员给杯子倒了水之后，直接将托盘放在上面，我们会觉得自己不是来吃饭的，而是被"喂食"的吧。

即使是不易碎的塑料水杯，也要规定更换标准，明确必须更换的伤痕程度。

没有发现裂痕

我想大家都有过"啤酒杯有裂痕""杯子有缺口"的经历。收拾杯子、清洗杯子、给杯子添水、端给顾客,其实我们有很多机会发现杯子的裂痕。一个小小的杯子,暴露了员工有没有客户意识、是否只是机械工作的问题。

消费较高的餐厅也存在玻璃杯有水垢、不够干净透亮的问题。顾客点了一杯香槟,正要享受起泡那一刻时,却看到了水垢,愉悦的心情一扫而光。其实使用专门的清洗剂或药剂,便可轻松去除杯子的水垢和污渍。

玻璃杯代表了餐厅的等级。看着不够干净的水杯,顾客难道不会思考自己花钱是为了什么吗?

杯子的寿命有多久?

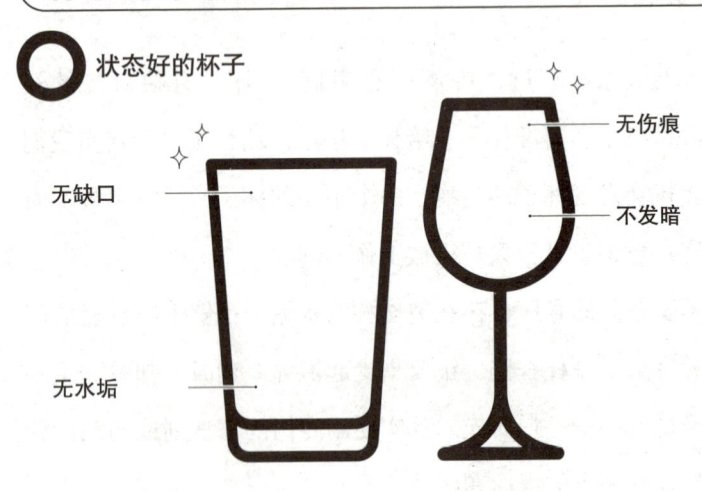

○ 状态好的杯子

- 无缺口
- 无水垢
- 无伤痕
- 不发暗

✗ 这样的杯子要立即处理

- 有伤痕,不透亮
- 有缺口

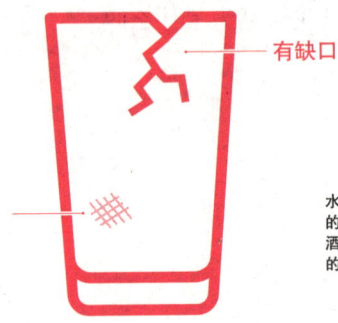

水是顾客落座后最开始饮用的东西。一般会早于软饮、酒、菜肴上桌。杯子是店铺的脸面,请保持杯子洁净。

Point

1. 规定杯子的更换标准
2. 规定杯子的干净标准
3. 提供给顾客前,对杯子进行检查

第4章｜预防各种病毒、食物中毒等危害的餐具管理方法

Column

食物中毒的原因：出血性大肠杆菌

细菌形象	
主要存在位置	动物，尤其是牛肠内
特点	即使是少量细菌，也会引发中毒 不耐热、怕消毒
潜伏期	4天~8天
症状	初期有感冒症状，之后剧烈腹痛，便血（有大量鲜血） 很少发热 婴幼儿和老人容易出现重症，并可能引发溶血性尿毒症综合征，导致意识模糊
可引起食物中毒的食材	井水、烤肉、牛肝、烤牛肉、汉堡、苹果酒
注意事项	肉类（包括中心部位在内）要充分加热（75℃，1分钟以上） 蔬菜要充分清洗干净 做好屠宰场的卫生管理，防止在肉店发生交叉感染 保证食材低温保存

Point
1 了解可能引起出血性大肠杆菌食物中毒的食材
2 了解工作人员的何种行为可能引起出血性大肠杆菌食物中毒
3 理解可能引起出血性大肠杆菌食物中毒的外卖注意点

第 5 章

应用HACCP、预防各种病毒的清洁管理方法
——保持员工服装、大厅和卫生间的美观

如果员工服装、卫生间、大厅不够干净，回头客就不会增加。让我们重新审视一下店铺洁净和员工卫生的基本原则吧。

5-1 餐厅入口是否整洁明亮

即使是别人推荐的好店,一看到餐厅周围脏乱不整,也会好感全失。站在顾客的角度观察餐厅,十分重要。

是否亲自体验进店之路

以前主要接待海外顾客的餐厅,新冠疫情期间遭受了沉重打击。反之,备受本地人喜爱的餐厅,并未受到多大影响。

要赢得本地人的青睐,第一步就是保持店铺周围整洁明亮。

我常常在讲座中强调"老店和不干净的店,不是一回事儿"。越是老店,越要注意清洁。每天认真清扫停车场通往店铺之路,是非常重要的。可能有人觉得"明明没什么垃圾",但是,开店前清扫道路、拔除杂草的身影,都会被本地顾客看在眼里。看到这些,他们会觉得"一定是个好店吧",萌生"进去试一试"的念头。

店面是否保持整洁明亮

店头玻璃、地面、台阶等是否整洁明亮? 贴了瓷砖的楼梯在使用多年后，容易出现白色污渍，可以用专用洗涤剂去除。店头玻璃也应每天擦亮。

人们常常在门口张贴方形贴纸或新型疾病预防海报。如果有需要通告的内容，我建议设立一个公告栏，将之张贴在公告栏上。然后，每日确认公告内容和公告截止日期。有些店铺会在入口处堆盐，但如果放盐堆①的地面没有擦亮，会让人非常失望。

与其花力气美化网络主页上的图片，不如把店铺打造得干净明亮。

---

① 盐堆经常出现在居民家或日料店的玄关前，是风水上的一个重要摆件，有驱魔、辟邪的寓意。

餐厅周围也要保持清洁，例如入口、停车场等

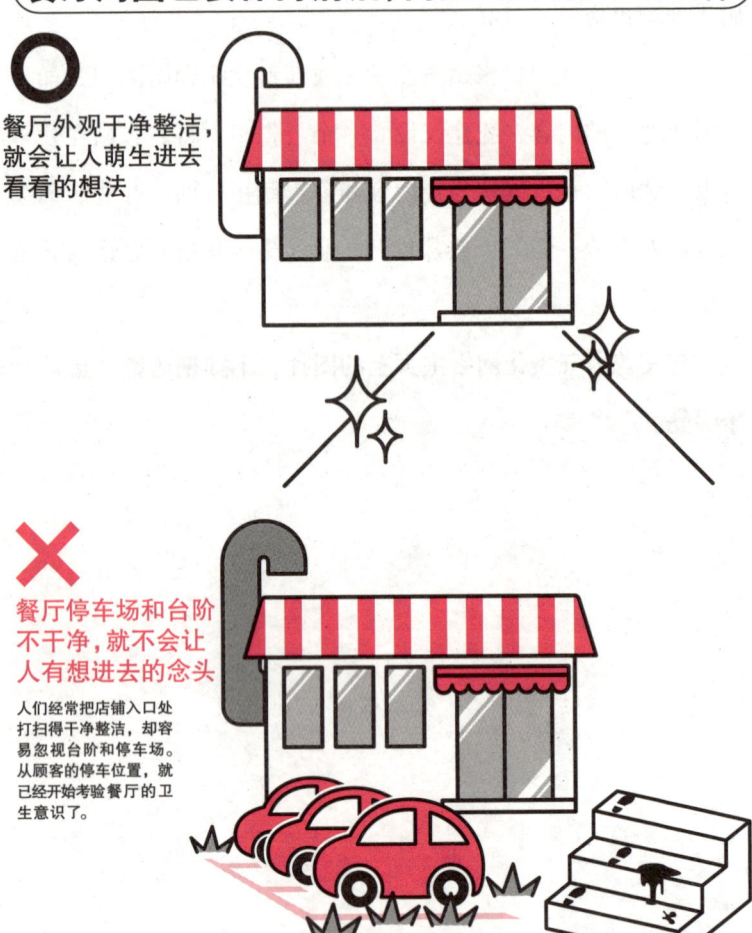

○ 餐厅外观干净整洁，就会让人萌生进去看看的想法

✗ 餐厅停车场和台阶不干净，就不会让人有想进去的念头

人们经常把店铺入口处打扫得干净整洁，却容易忽视台阶和停车场。从顾客的停车位置，就已经开始考验餐厅的卫生意识了。

Point

1. 开门前的清洁工作，是否涵盖了店前清扫？
2. 即使是在公共道路、人行道，是否也有捡起垃圾的习惯？
3. 是否跟店前遇到的人打招呼？

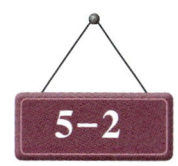

5-2 是否向周围散发恶臭

如果每天都闻油炸食品的味道，它会变成一种非常让人难以忍受的气味。如果味道飘到外边洗后晾晒的衣服上，会引起投诉。

虽是美食的气味，也让人讨厌

我们散步时，可能会闻到别人家的饭香，感叹"这家晚饭吃咖喱呀"。那是厨房油烟机排出的气味。散步时遇到一户还好，但如果每天一开窗，都能闻到油炸味，有的时候关着窗户也能闻到，把衣服晾在外面，也是一股油炸味的话，就会被人抱怨"油炸味给我造成了困扰"。

这就需要换气扇。如果换气扇安装在店铺墙壁上，则屋檐和墙壁之间易堆积油烟味。如果换气扇对着近邻的窗户或阳台，则会引起投诉。将排风装置安装在屋顶上，气味会随风飘散，可以预防投诉。

食物烹饪加热时的气味，最易引起投诉，所以抽油烟机等换气装置要尽量安装在更高的位置。

利用先进技术预防异味

除食物加热时的气味，还要注意污水、垃圾等异味。一段时间后，人会对某种气味习以为常。因此，进入厨房前，应在店铺周围转一转，站在附近居民的角度，确认是否有异味问题。

每天打扫和确认店铺周围环境。如果从附近居民那里收到"垃圾桶有臭味"的反馈，一定要虚心听取，并记录下来。

然后，实施可立即采取的措施，哪怕花点费用，也要采取对策，并注意搜集行业最新的技术信息。

从同行和专家等信息渠道，应该能搜集到一些减少或消除异味的先进技术信息。

第 5 章｜应用 HACCP、预防各种病毒的清洁管理方法

是否向周围散发臭味

〇 排风装置最好放在屋顶

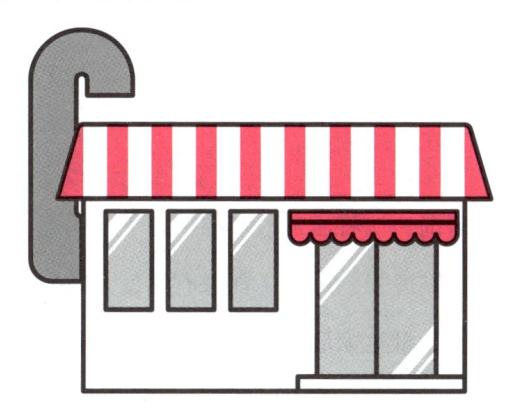

✕ 如果沿着墙壁排风……

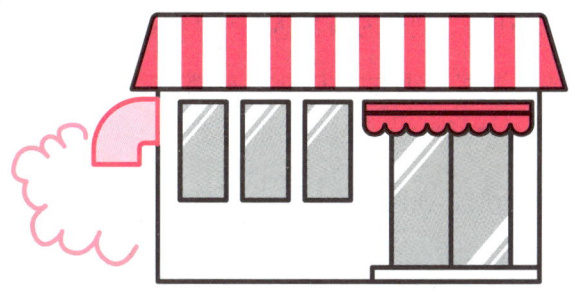

在街上散步，经常可以看到有些店从墙壁伸出排风管，向地面排风。这会导致异味直接飘到邻居家。

Point

1 站在邻居的角度，检查异味问题

2 虚心听取近邻的声音，并记录下来

3 学习有关减少或消除异味的最新技术信息

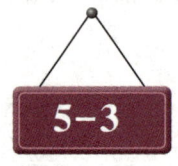

5-3 店前的海报贴歪了

写有支持非现金支付等的海报是很常见的店前海报，它们贴得美观吗？

让顾客敬而远之的贴纸

每天开店前，应将店前玻璃擦拭得干净明亮。我并不认为玻璃上应该粘贴海报、贴纸。如果有贴，且贴得歪歪扭扭、上下重叠的话，大抵这家店的厨房也杂乱不堪。

逾期的活动海报，就像在告诉大家"你使用的材料已过期"一样。

营造一种让初次到店的顾客都感到很舒服的店铺氛围，是非常重要的。顾客会通过入口处的玻璃来判断"餐厅的氛围"。

我曾在旅行时，在网上预订了一家知名餐厅，结果到店后发现入口处光线昏暗，且玄关处堆满了食品纸箱，我立即在门口取消了预约。

如果发现"没有新顾客进店"，请先思考一下玄关处的玻璃是否干净明亮。

其实应只展示店铺是否开门

对顾客而言，他们需要的信息只是"餐厅是否营业"，以及开店和闭店时间。其他信息可以放进二维码中，然后将二维码公布出来。如果路过的顾客觉得餐厅氛围不错，会扫描二维码，查看菜单、餐厅设施、能否预约等。

在网上搜索店名，如果餐厅主页展示了上述信息，顾客会很受用。因为，顾客虽然可以在美食网站查到相关信息，但有时会找不到自己想要的关键信息。

尤其是推出每日菜单的餐厅、有当月推荐菜的餐厅、有出品当季菜肴的餐厅，一定要定期更新网页，并把信息张贴到店前，这样回头客可以欣然前来。请问你的店面状态是否可以让初次光顾的顾客放心前来呢？

店前检查要点

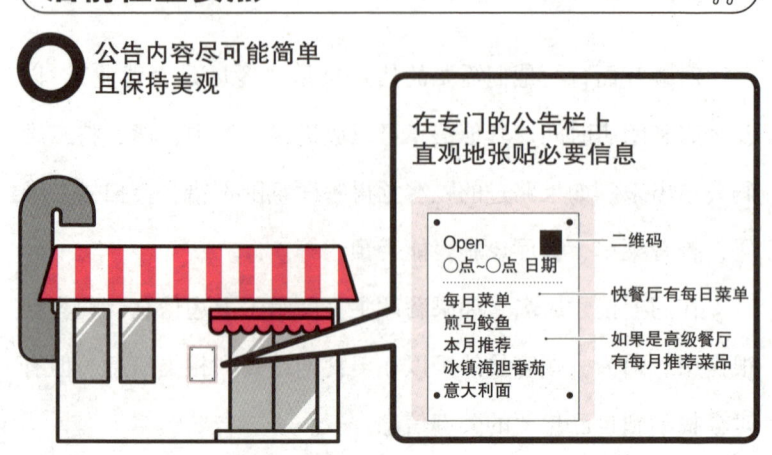

⭕ **公告内容尽可能简单且保持美观**

在专门的公告栏上
直观地张贴必要信息

```
Open      ■  ——— 二维码
○点~○点 日期
                  ——— 快餐厅有每日菜单
每日菜单
煎马鲛鱼         ——— 如果是高级餐厅
本月推荐              有每月推荐菜品
冰镇海胆番茄
意大利面
```

❌ **不可贴歪 也不可贴得过多**

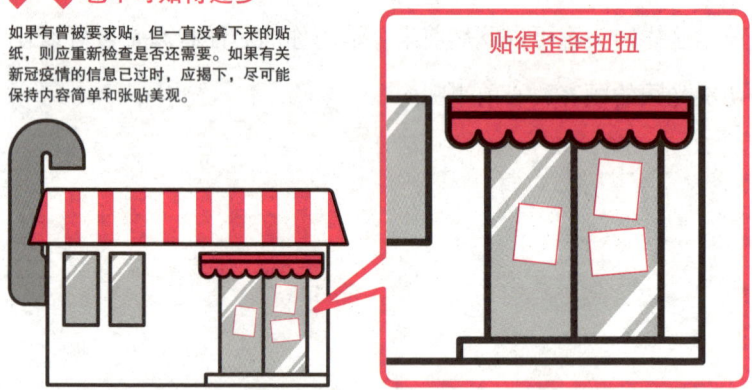

如果有曾被要求贴，但一直没拿下来的贴纸，则应重新检查是否还需要。如果有关新冠疫情的信息已过时，应揭下，尽可能保持内容简单和张贴美观。

贴得歪歪扭扭

📍Point

1️⃣ 站在顾客的视角，确认店前贴纸和海报

2️⃣ 没有已过期的海报

3️⃣ 张贴着顾客需要的信息

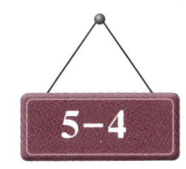

5-4 地面湿滑并非理所应当

> 有一家饺子名店，一推开门，地面很滑，人差点摔倒。

地面湿滑是最恶劣的

在我看来，**一家不关心顾客安全的餐厅，在提供食物之前就已经存在问题了**。

避免顾客受伤，必须是首要任务。大厅地面油腻湿滑是最糟糕的状况。雨天因雨伞滴水而导致地板打滑，也是如此。当滴水或油渍导致地面湿滑时，必须立即擦拭干净。

如果顾客行走的地方有台阶，应将台阶涂成易辨认的颜色，并提醒顾客"小心脚下"。下台阶进入包间时，也要提醒顾客勿碰到头部。

地面湿滑的店铺应立即关门，清洁地面。如果踢脚线和地板材质相同，且有 15cm 高，使用地板抛光机的话，工作会轻松一些。

始终站在顾客的角度实施检查

站在门口，看看自己脚部周围的情况。楼梯、地板和门的下半部分脏不脏？瓷砖、石头等材质会逐渐变黑，使用碱性清洁剂可以轻松将黑渍清除。此外，门的下半部分应使用可抛光的材质。如果是木门，则应贴上不锈钢板或类似材料，以便对其进行抛光。

打开门，确认大厅的整体情况。是否存在角落有污垢、厨房出入口部位很脏等情况？人们往往认为，大厅脏，则厨房更脏。

有些人会说"因为我们是老店"，但**老和脏，不是一回事**。不要忘了京都的老寺可是都打扫得干净发亮，且一直保持洁净的。

第5章｜应用HACCP、预防各种病毒的清洁管理方法

保持地面及外观美观

○ 朝同一方向擦拭地面

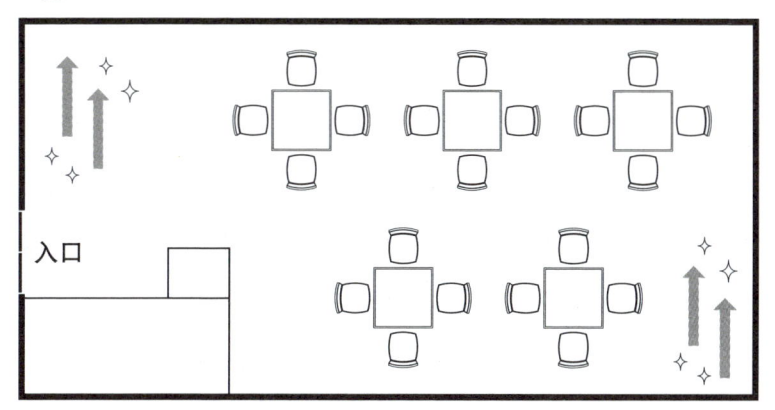

入口

✗ 绝对不可出现湿滑、污渍！

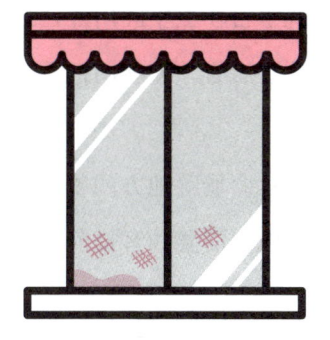

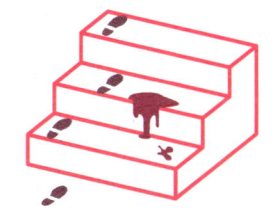

碱性清洁剂可轻松去除黑渍，中性洗涤剂可轻松去除地面油污。只有店长和店员会觉得"因为是老店，一定程度上可以接受"，顾客只会感到不愉快。

Point

1. 大厅地面、厨房地面是否因油污变得很滑？
2. 玄关门、地面是否有脏污？
3. 大厅地面是否干净发亮？

157

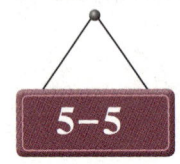

5-5 顾客希望能够洗手

饭前洗手，是幼儿园和小学时就学过的卫生常识。在杀菌前，洗手了吗？

酒精消毒前是否可以洗手

顾客外出就餐，毋庸置疑，一定是从户外来到餐厅。顾客在户外会接触到各种各样复杂的环境，**饭前洗手，是在幼儿园时就学过的保持卫生的基本常识**。

昭和时代的家庭餐馆在入口和大厅之间设有洗手设施。总是停着大卡车的汽车餐厅，以及快餐店里，也有洗手设施。

在没有洗手设施的餐厅里，向店员表示自己想洗手，店员一般会指引我们去卫生间。如果洗手台在卫生间门外还好，但如果位于卫生间里面，则意味着洗手后必须接触门把手，这就失去了洗手的意义。

最近不断增加的站前大楼、购物商场等地方的餐厅，是最糟糕的。因为这些餐厅没有洗手设施，需要顾客提前在大楼的公共卫生间洗好手，再去餐厅。

洗手设施有热水吗？

洗手设施，并非"有就可以了"。大小需要满足充分洗到手腕的程度。餐厅不同，情况也不同。我看到有些餐厅连卫生间洗手水槽都只有 10cm×15cm 大小，根本无法好好洗手。

另外，还要保证有足够的水量，以及支持热水。有些餐厅在水龙头上安装了节水装置，以控制水量，但要将手洗干净，必须有充足的水量。

洗手后需要擦手纸。在新冠疫情发生前，很多地方使用吹干机，但考虑到滤网清洁等工作，建议大家今后使用擦手纸。

今后在餐厅的差异化竞争中，保证卫生间、洗手设施是十分必要的。努力让顾客表扬"这个洗手台好好用"吧！

洗手设施的理想状态是?

○ 落座前
可以洗好手

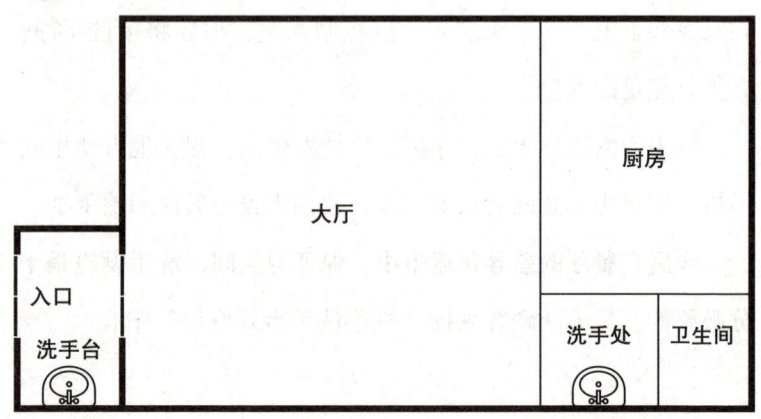

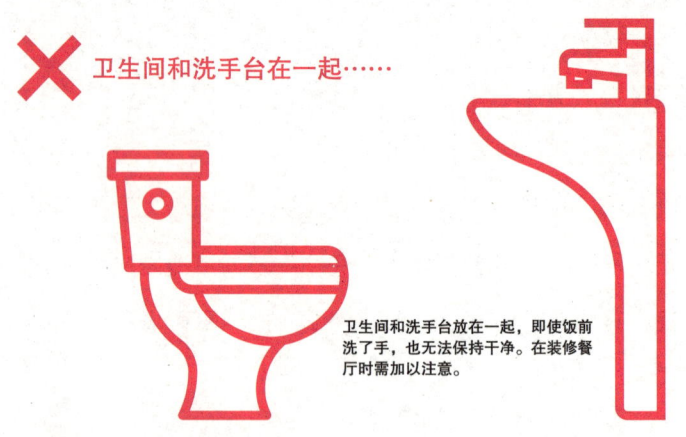

（大厅／厨房／入口／洗手台／洗手处／卫生间）

✗ 卫生间和洗手台在一起……

卫生间和洗手台放在一起，即使饭前洗了手，也无法保持干净。在装修餐厅时需加以注意。

Point

1. 洗手设施位于卫生间外
2. 洗手设施可以出热水
3. 洗手处有擦手纸

5-6 开窗并不能通风

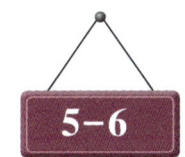

为预防病毒传播,有些餐厅会打开窗户,但顾客用餐时希望环境不冷或不热,乃人之常情。

是否有通风换气设备

作为疫情防控措施之一,通风换气的必要性被反复强调。新冠疫情结束后,也会有其他新型传染病毒出现。例如,即使每年打流感疫苗,也还是会有部分人感染流感。顾客在餐厅里咳嗽或打喷嚏的话,为了避免通过飞沫把病毒传染给其他人,就需要通风换气。

在通风换气方面,应使用进排风系统,将空气吸进并排出。如果难以安装同时具有进风和排风功能的设备,可以只用机器排风,然后打开一扇小窗即可完成通风换气。

关于夏季制冷和冬季供暖,最好选择不外泄冷暖空气的进排风设备。 有些地区会向店铺提供补贴,因此可以考虑不损失冷暖空气的通风系统。

是否确认通风换气情况

有报道称卡拉OK小吃店中新冠疫情蔓延,但并未听说卡拉OK连锁店中有扩大感染的情况。

据说卡拉OK连锁店设定每人每小时通风换气量为30m^3以上。餐厅如也能这样设置，换气量就足够了。店铺需确认目前的换气设备是否够用、进排风滤网的更换情况是否合理。

建议测量二氧化碳的浓度，将其作为通风是否充分的指标，但在测量之前，需要检查空气流动情况。

使用一种特殊的烟雾，调查顾客在餐厅里打喷嚏时，空气是如何流动的。

在检查进风、排风设计和气流是否正确后，再测量二氧化碳的浓度。

第 5 章 | 应用 HACCP、预防各种病毒的清洁管理方法

进排风系统是否正确工作？

● 何谓无损失的进排风系统

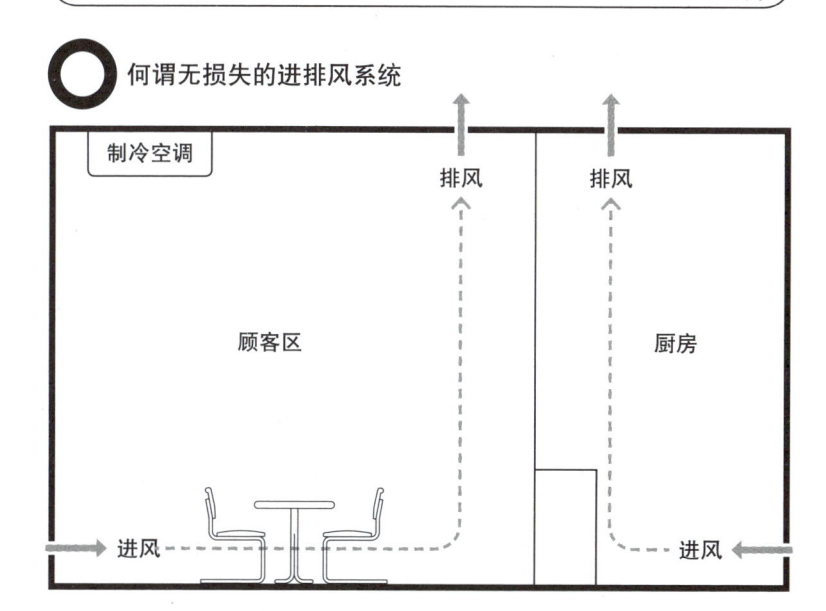

制冷空调		
	↑排风	↑排风
顾客区		厨房
→进风		→进风←

即使二氧化碳浓度在标准范围内，不做好进排风，也会导致通风不充分。拥有进排风设备，能让顾客更加放心。

必要换气量
→每人30m³以上
二氧化碳（CO_2）浓度
→1000ppm以下

Point
1. 预防传染病的基本是通风换气
2. 通风换气需要有进排风设备
3. 是否确认通风换气情况

163

5-7 桌子上不放任何东西

在顾客就餐前擦拭餐桌时，如果桌上没有任何物品，可以擦得更干净。

每位客人的餐桌都够干净吗

早上餐厅开门前，第一件事就是擦拭桌子，做好迎接顾客的准备。通常，桌子上会准备好三角形POP、菜单和餐巾纸。

不过，为了防止感染，有必要保证顾客进餐时接触的东西尽量不被他人触碰。为此，**接待客人时，桌上不要放任何东西**。虽然麻烦，也要把调味料等物品单独提供给每位顾客，就像餐具一样，先撤下，擦拭完表面后，再提供给下一位顾客。

菜单可以印刷在一次性纸上，写在告示板中，或在墙上粘贴菜单二维码。今日推荐菜和常规菜单，也可以通过二维码展示。如果结账时只需提供餐桌号码，就可省去传递菜单的动作。

是否正确擦拭餐桌

顾客用餐后，应撤下餐桌上的全部餐具，在桌面上没有任何物品的状态下，进行清洁。虽然有不少人选择一只手拿着餐具,一只手清洁,但把物品全部撤下后,再进行清洁,可以擦得更彻底。

此时,注意不要在桌上放置托盘、抹布、酒精喷雾等。虽然食物种类不同,打扫方式不完全相同,我建议大家先湿擦,再干擦,然后给桌面喷上酒精,用抹布按照一个方向擦拭。

如果有顾客在旁边桌子用餐,可以在抹布上喷洒酒精,然后擦拭。在此过程中,必须注意确保喷洒的酒精不会流向邻桌。由于很难将所有清洁工具和抹布都拿在手上,不妨准备一个简易小推车,在上面放一套清洁工具。

餐桌要洁净美观

⬤ 擦拭时朝着一个方向

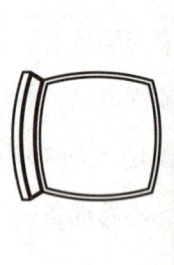

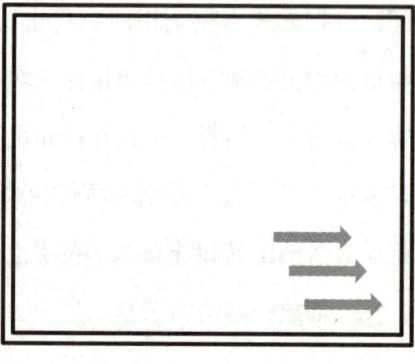

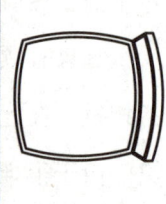

不要将菜单、POP、餐巾纸一直放在桌子上，每当顾客离开后，都要擦一遍。擦拭时，切勿来回擦拭，而要朝着同一方向。

✗ 桌子上不放东西

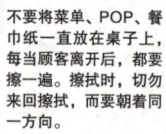

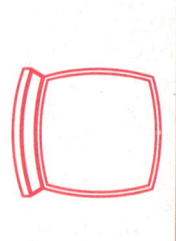

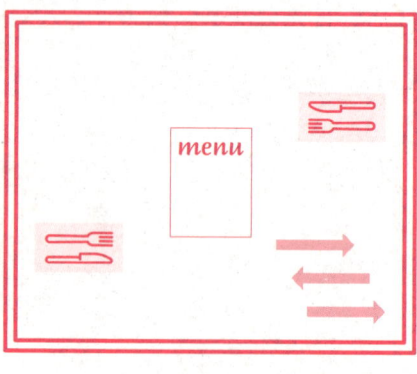

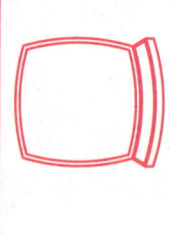

⚐Point
1. 顾客离开后，是否保持桌子上空无一物？
2. 是否在桌面上没有任何物品的状态下，擦拭餐桌？
3. 能否正确说明餐桌擦拭方法？

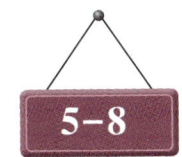

5-8 扔掉脏了的暖帘和调料瓶吧

有些顾客希望所有接触到的东西都能被消毒。退一步讲，至少手会碰到的东西，必须保持洁净。

卫生间的门把手也不可掉以轻心

有人说"暖帘脏了，说明顾客常来常往"。虽说如此，如果头部最常碰到的绳帘正中间变脏了，很难让人觉得这是家干净的餐厅。有些店会定期清洗布暖帘，但绳帘脏了后依然在用的店铺，比比皆是。

我进入餐厅后，首先会洗手。虽然有些人是通过喷酒精来消毒，但"饭前洗手"是我们小时候就学过的卫生习惯。吃饭前，必须洗手。如果餐厅入口处、卫生间外面有洗手设施，那没有问题。但如果店内只有卫生间里有洗手设施，而且门把手是圆柄式的，我会连卫生间都不进，直接扭头离开。圆柄式的门把手，不干净。

可以擦得发亮的东西，一定要擦拭得干净发亮

试想一下，人们洗好手后，要接触圆柄式门把手，那么洗

手就没有意义了。**应换成扳手式的。**

洗手后，来到餐桌位置，发现桌子上放着一个纸质三角形 POP。想象有多少人碰过这个 POP 后，不禁觉得太脏。**餐桌上的餐巾盒、调味品盒等，应尽可能换成可以擦亮的材质，擦得干净发亮后，摆在桌上。而且应在每一位顾客落座前，就将其擦亮。**

在海外，有些国家推崇使用小袋装调味品。即使无法使用小袋装，如果容器是玻璃或不锈钢材质，顾客也可以自己用酒精消毒。从这个意义上说，应选择这种能够擦亮的材质。

第 5 章 ｜ 应用 HACCP、预防各种病毒的清洁管理方法

变成"干净的店"的检查要点

○ 餐桌和调味料瓶要保持洁净

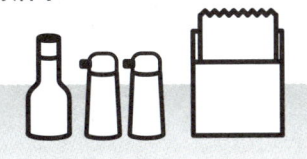

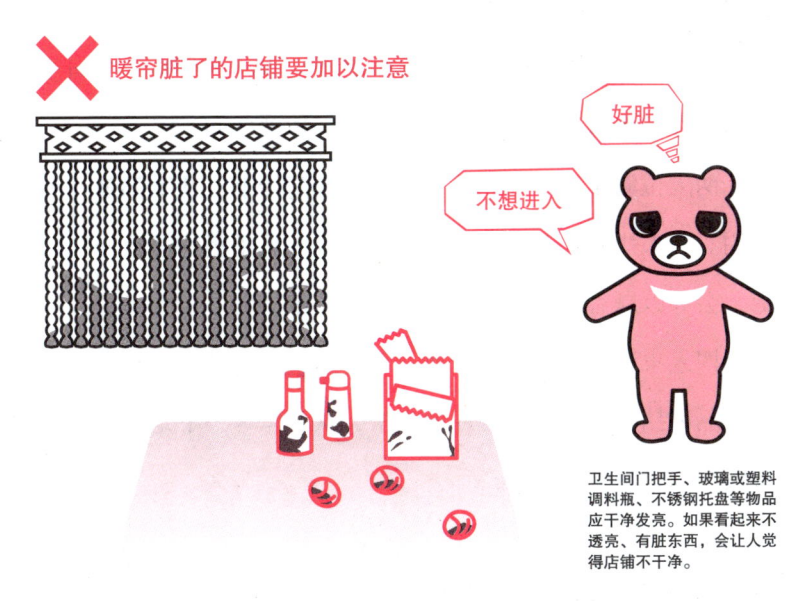

✗ 暖帘脏了的店铺要加以注意

好脏

不想进入

卫生间门把手、玻璃或塑料调料瓶、不锈钢托盘等物品应干净发亮。如果看起来不透亮、有脏东西，会让人觉得店铺不干净。

Point

1. 店铺开门前，是否以顾客视角，从玄关处观察店内的情况
2. 桌子上是否是没有任何物品的状态
3. 卫生间门把手是否采用扳手式

169

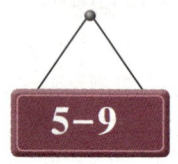

5-9 必须设置隔离挡板

如果有政策要求，例如没有隔离挡板就不能享受补贴或无法营业等，则应遵守。

两人桌变成一人专用

新冠疫情以来，安装隔离挡板，成了主流。有些店在吧台位置，每隔40cm安装一个隔离挡板。从席位数量来看，这样设置没有问题。但是，以前有空位时，可以连着旁边的空间使用，现在因为有挡板，无法有效利用旁边的空间了。

两人位餐桌也一样，除去白天用餐高峰期，几乎都是一个人用。一人用餐，其实不需要隔离挡板。桌子正中间有一块挡板，会导致顾客用餐面积减半，感到非常局促。

四人桌改为两人专用，或斜对着坐，或并排坐，其实并不需要隔离挡板。请结合餐厅的未来，认真思考一下是否需要一直使用挡板。

结合空气的流向，考虑是否真的需要隔离挡板

有人指出，**安装了进排风系统的餐厅设置隔离挡板，反而会阻挡空气的流动**。餐桌布局如果不影响空气流动，我认为不

需要隔离挡板。

例如，在每张桌子上都装有排气扇的烤肉店里，由于空气始终流向排气扇，即使两个人面对面用餐，也不需要隔离挡板。

对于立挡板，不要觉得"反正将来某一天就不需要了"，而是要想到**未来还有可能出现传染病，投资哪些设备，可以持续利用?**

如何使用隔离挡板？

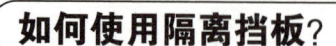

⚫ 只要注意座位布局
有时可以不用挡板

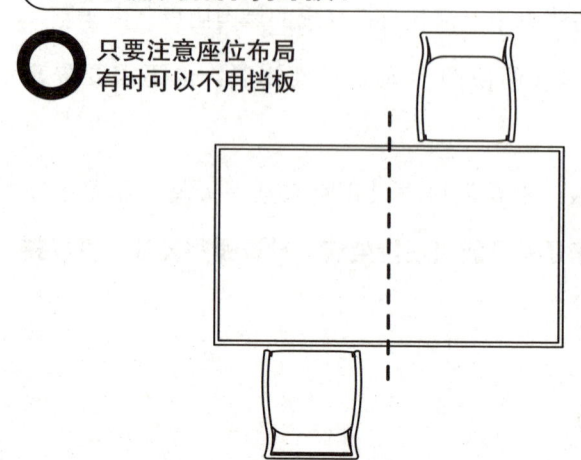

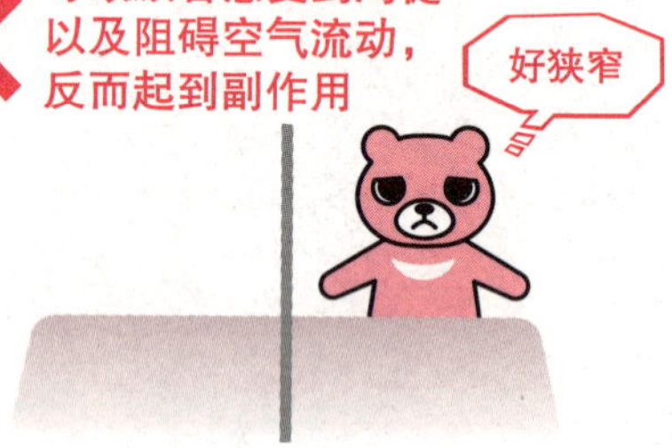

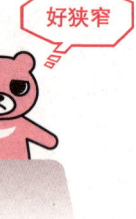

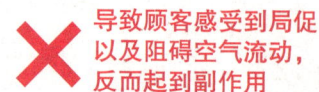

✖ 导致顾客感受到局促
以及阻碍空气流动，
反而起到副作用

好狭窄

隔离挡板

预防感染才是目的，如果因隔板导致空气不流通，应立即调整。四人桌变成两人桌，只要注意座位布局，有时也可不用隔板。

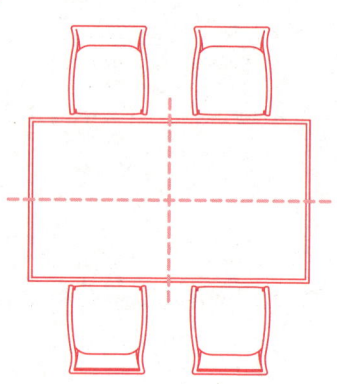

Point
1. 两人桌变成一人专用
2. 四人桌的顾客如果相互熟识，可以撤走隔离挡板
3. 结合空气流向，研讨是否真的需要隔离挡板

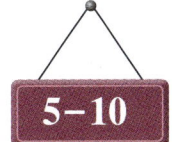

5-10 追求水质，是保证美味的第一步

用杯子喝水时，您是否感觉到过"臭味"或"咸味"？

餐厅的水从哪里来？

日本的供水技术非常出色，在全日本，饮用水都是从水龙头直接供水。如果顺着供水系统走，您餐厅的水来自何处？如果餐厅位于大楼内，则由安装在屋顶或其他地方的水罐进行供水。如果水罐管理不到位，就会流出"发臭"的水来。如果是自来水管直接向店内供水，则一到夏天，容易流出"发咸"的水。

供水局为了保证最远的水龙头出来的水也能安全饮用，规定水中必须含氯。因此，夏季自来水中氯的浓度有时会稍高一些。

为了保证厨房用水的稳定与安全，推荐大家采用净水器。**至于哪种净水器好，建议去周边店铺试喝一下，然后挑水好喝的店，一问便知。**

何时更换滤芯

即使安装了有强大功能的净水器，不更换滤芯，也无法发挥功效。**建议大家把下一次滤芯更换日期贴在显眼处。**

水量变少时更换，还是到规定时间时更换，还是水的味道有异常时更换，如果不清楚滤芯更换标准，请咨询厂家。

此外，您是否确认了制冰机滤网的情况？是否把冰块全部拿出，再进行清洁？制冰机最深处的冰是何时制出的？

茶水、汤汁的颜色，会因为水的温度和硬度的变化而变化。所以请一并确认茶水、汤汁的颜色。

顾客自助使用的水壶、热水机、饮水器上是否有水垢？如果被顾客拍到水壶内部的照片，也完全不必担心？

第 5 章 | 应用 HACCP、预防各种病毒的清洁管理方法

对餐饮店来说，水就是生命

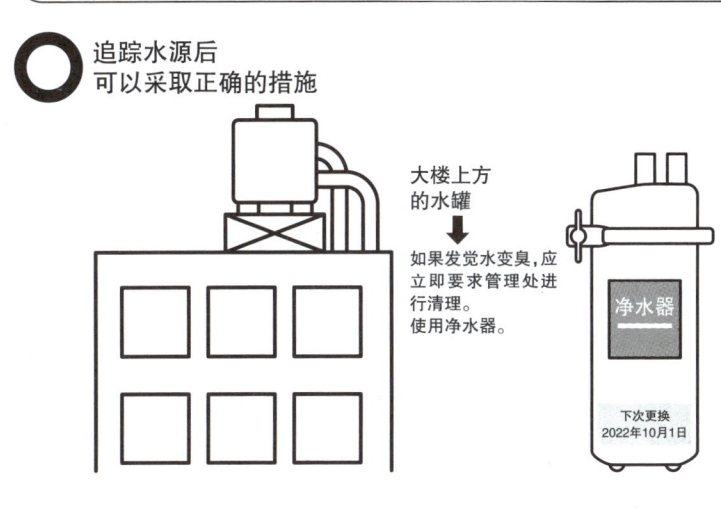

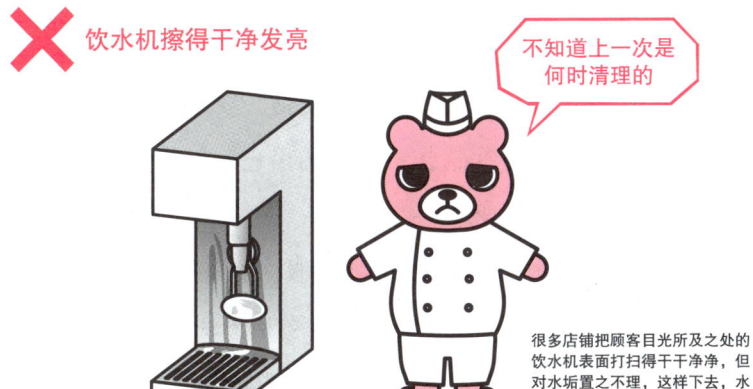

⭕ 追踪水源后
可以采取正确的措施

大楼上方的水罐
⬇
如果发觉水变臭，应立即要求管理处进行清理。
使用净水器。

净水器

下次更换
2022年10月1日

❌ 饮水机擦得干净发亮

不知道上一次是何时清理的

很多店铺把顾客目光所及之处的饮水机表面打扫得干干净净，但对水垢置之不理，这样下去，水的味道会发生变化。

Point

1️⃣ 店铺开门前，是否试喝水进行确认？

2️⃣ 店铺开门前，是否将冰块融化，进行试喝确认？

3️⃣ 是否确认了茶水、汤汁的味道和颜色？

175

5-11 每日更换工作服

厨房工作服是为了保证卫生，防止食物中混入异物、沾染细菌而穿的。

工作服应保持洁净

无论是大厅还是厨房的工作人员，工作服都应保持干净整洁，其次再追求美观。清洗工作应交给专业洗衣店。如果自己动手清洗，请使用无香味或带微香的洗涤剂和柔顺剂。在晾干和折叠时，注意避免沾上狗毛等，并且一定要使用熨斗熨烫。熨斗可以杀死细菌。

在一天的工作中，如果弄脏了工作服，要注意更换。

工作鞋要每日清洗，如果鞋底变薄，要换新鞋，注意安全。工作鞋，人们往往选择不显脏的黑色，但其实选择显脏色，才能做好卫生管理。

有些店铺强制要求员工承担工作服、工作鞋等用品的一半费用，其实店铺应该承担全部费用，包括清洗费在内。此外，**还要避免使用领带、腰带等无法每天清洗的物品**。

不要穿着工作服在室外工作

工作服、厨房用鞋，应仅限于在厨房穿。

在一些面对面烹饪的餐厅里,顾客吃完离开时,厨师可能会送顾客到玄关处,这是厨房员工穿着工作服能走动的最大范围。

应避免穿着工作服在人多的地方发传单,以及打扫厕所。即使大厅工作人员不进入厨房,但若穿着工作服走进人群混杂的环境,也可能带回狗毛等。

我在寿司店看到过有位厨师用空闲时抽过烟的手捏寿司,毋庸置疑,我没有吃那个寿司,店家貌似也没有注意到为何寿司被剩了下来。**即使在允许吸烟的餐厅,也不应该穿着工作服吸烟**。因为不吸烟的人会非常介意烟味。

工作服"保持洁净"是铁律

穿工作服
要注意这些

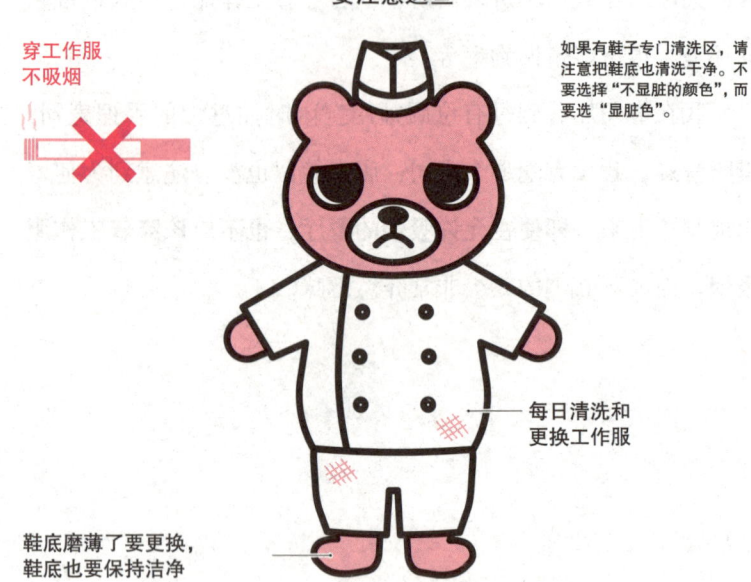

穿工作服
不吸烟

如果有鞋子专门清洗区,请注意把鞋底也清洗干净。不要选择"不显脏的颜色",而要选"显脏色"。

每日清洗和更换工作服

鞋底磨薄了要更换,鞋底也要保持洁净

Point
1. 每日更换工作服
2. 每日清洗工作鞋
3. 打扫卫生间和在室外工作后,要更换衣服

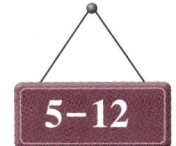

5-12 指甲长了，用餐感受毁于一旦

我在一家连锁牛肉饭馆买便当时，发现服务员的指甲很长，还涂了指甲油。

是否有个人卫生规范

貌似有声音说，"如果做得像河岸先生说的这样严格，就招不到员工了"，但其实对于店铺里的一切，顾客都看在眼里。而且，管理严格的店铺，会聚集一群优秀的员工。

务必将个人卫生规范总结到一张纸上，在面试时进行说明。例如，是不规定男女员工发色，还是规定必须是色卡中11号色以下的颜色。我很介意男性的胡子。近来，尤其是拉面屋、意大利餐厅等店铺中，留胡子的员工有所增加。先不论是否干净整洁，如果顾客数量减少了，则应对这一点进行讨论。烹饪员工应禁止佩戴手表、手绳、戒指。有些店"允许佩戴没有宝石的素戒"，但考虑到"彻底净手""不伤害餐具"等问题，应禁止佩戴戒指。

晨会上是否进行确认

制定个人卫生规范，向员工展开培训。

如何规定大厅工作人员的耳环、戒指和手表的佩戴规范，是餐厅需要思考的问题。

一旦确定卫生规范，应在每日晨会上进行确认。如果空有规则，连老员工都不遵守，甚至店长自己都"留长小手指指甲"的话，那么谁都不会在意规则了。有种说法是，指甲剪得很短的女性，一般是医护人员、食品行业从业人员，或格斗运动相关者。

具体管理方法是在晨会上观察全员的手部，确认指甲长短，戒指和手表等佩戴情况，查看体温情况等，将无异常的确认结果记录下来。

您的餐厅制定规则了吗？大家都遵守吗？

成为这样的员工吧

着装仪容的检查要点

也许有员工因为"反正别人也不知道""不会被人提醒"而佩戴戒指、染亮发色。应清晰明了地传达规则。

☑ 清晰规定发色,例如"色卡11号色及以下"

☑ 不留胡子

☑ 指甲要短

☑ 每日保持工作服洁净

☑ 不佩戴首饰

✗ 手表　戒指　手绳

☑ 鞋子也要勤洗

🍴 Point

1 店中有员工个人卫生管理规范
2 晨会上确认个人卫生情况
3 有个人卫生管理记录

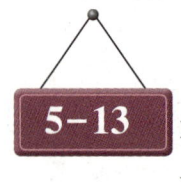

5-13 是否有一个让大家轻松表达意见的环境

如果身为店长的你，带着胡茬儿来上班，会有人提醒你吗？

是否是为了自己非常重要的人而工作

食品工作应建立在安全的基础上，期待自己所珍重的人能够喜欢这些食物，食物有益于他们的身体健康。

为此，需要全体工作人员把店铺视为自己的餐厅，在多年以来养成的"道德感"下工作。例如，有人穿着工作服吸烟。店铺制度手册中没有"禁止穿工作服吸烟"这一条规定。但是，如果有人觉得"自己珍重的人吃到的食物有烟味"，可以出声提醒。

重视自己的道德观

发声之后，很容易被反驳"制度手册中并没有这样的规定"。但是，不可能事事都写进制度手册。"不可使用掉到地上的面包"，"顾客剩下的食物，不可再次利用"，假设有人对这些做法存在犹疑，**即使不写入管理手册，只要一想到自己非常**

重视的顾客的表情，就可以清楚地知道应如何判断了。

大热天在工作场所一边喝啤酒一边工作的景象，试把其当作自己的餐厅，并遵从自己的道德观进行判断，就能得出明确答案了。

与其制定一本厚厚的规章制度，不如让所有员工以店为家，并意识到是在为对于自己非常重要的人的健康而工作，这样不是更好吗？

如果觉得"不满",该怎么办?

把对于自己非常重要的
人的健康放在首位

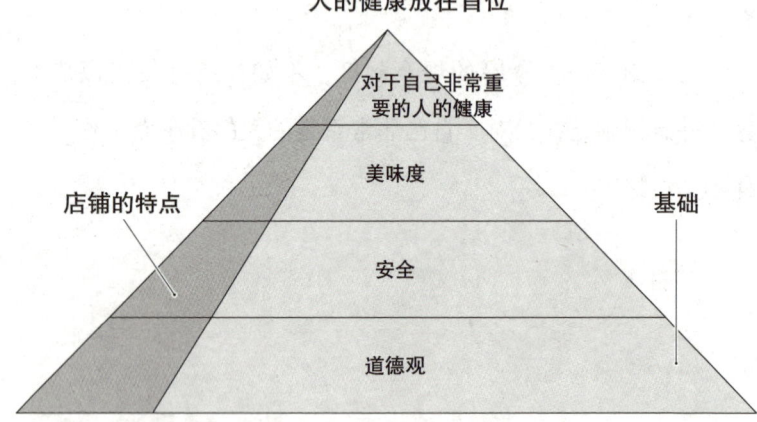

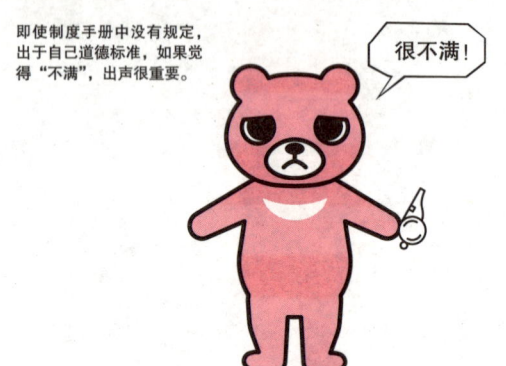

```
        对于自己非常重
        要的人的健康
           美味度
店铺的特点              基础
            安全
           道德观
```

即使制度手册中没有规定,
出于自己道德标准,如果觉
得"不满",出声很重要。

很不满!

Point
1. 全部员工都把餐厅视为自己的餐厅来工作
2. 基于自己的道德标准,如果觉得不满,应立即发声
3. 褒奖发现让人感到不满的现象而主动发声的员工

第 5 章｜应用 HACCP、预防各种病毒的清洁管理方法

Column

食物中毒的原因：诺如病毒

细菌形象	
主要存在位置	双壳贝类，尤其是生的生蚝 患者的粪便、呕吐物
特点	通常由生吃生蚝等贝类引起 在人与人之间可二次传播 耐含氯杀菌剂和酒精 少量病毒也可引发症状
潜伏期	24小时~48小时
症状	腹泻、呕吐、恶心、腹痛、发热38℃及以上
可引起食物中毒的食材	贝类，尤其是生食生蚝 被交叉感染的食物
注意事项	充分加热双壳贝类（包括中心部位在内）（85℃，1分钟以上） 充分清洗蔬菜等新鲜食物 充分清洗手指 制作感染者粪便、呕吐物处理手册

Point
1. 了解可能引起诺如病毒食物中毒的食材
2. 了解工作人员何种行为可能引起诺如病毒食物中毒
3. 理解可能引起诺如病毒食物中毒的外卖注意点

185

第6章

外带、外卖的基本知识
——『开展外卖服务』的注意点

在新冠疫情的大背景下，很多店铺开始提供外带、外卖服务。我站在卫生管理的角度，整理了展开此业务时应注意的要点。

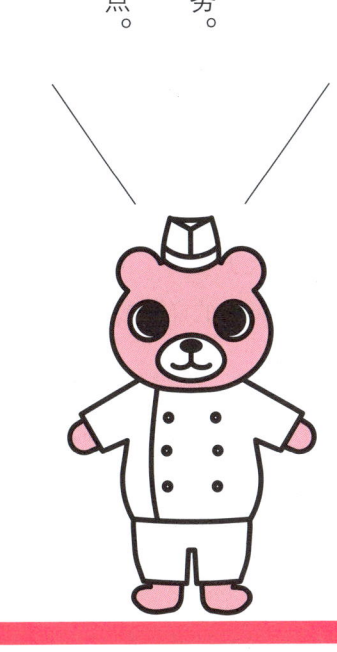

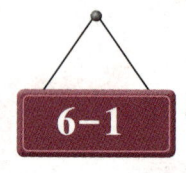

6-1 "外卖工作人员看起来好脏"的解决方案

以前从未推出过外卖服务的店铺,现在也开始尝试配送到家服务了。然而,也有一些人对比表示反感。

如何应对"看起来好脏……"的不安心理?

越来越多的店开始提供外卖服务,我们经常可以看到外卖配送员骑着自行车、背着大背包的身影。

他们并非像昭和时代的外卖形式一样,被店家雇用,而是隶属于配送公司。有订单后,公司系统向手机发送订单,外卖员去店家取货,然后配送给顾客。换言之,**在收到订单之前,他们不在店内等,而是在路边等待**。

我们可能会看到他们在等待期间坐在长条凳上,将送货背包直接放在地上的场景。他们骑着自行车飞驰的样子看起来还不错,**但把背包放在地上,很不卫生**。

如何度过等待订单的时间,如何让外卖员保持干净整洁,是今后要解决的课题。

还有抱怨"有汗臭味"的

昭和时代的外卖，如果是同城配送的距离，配送员的工作服往往和厨房工作服一样，是白色的制服。现在，比萨、上门寿司和家庭餐馆的外卖等，仍然由店家负责通过摩托车或小汽车送餐上门。

现在的配送员在接到订单后，即使是大夏天，也是骑自行车配送的。骑一整天自行车，难免有汗臭味。确实有顾客反感一打开门后闻到的汗味。

虽然店铺能做的非常有限，但是可以思考一下安排配送员在哪里等待。此外，可以提前准备常见问题的应对之策，如外卖员取餐时有汗味，装餐时发现配送背包有脏污等。

可以为外卖配送员做些什么？

⭕ 餐厅员工干净第一

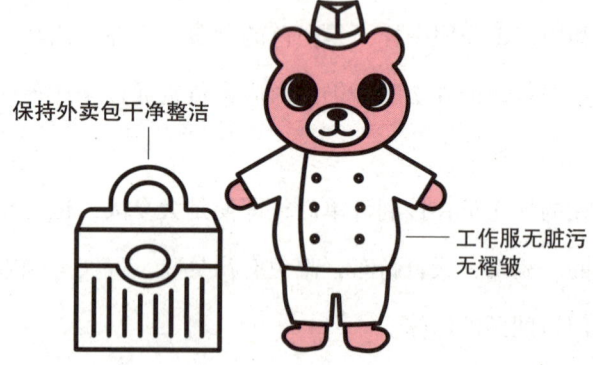

保持外卖包干净整洁

工作服无脏污无褶皱

❌ 不干净时要指出

有汗味

自行车脏兮兮

背包脏了

请擦干净背包

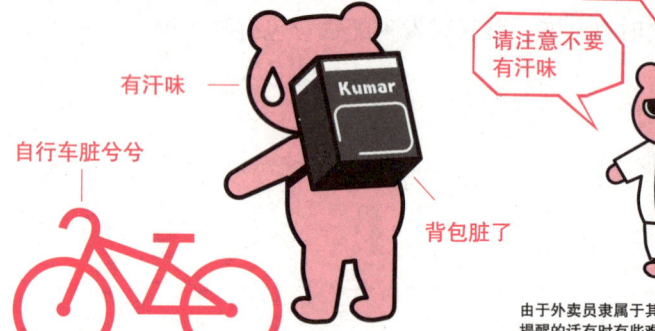

请注意不要有汗味

由于外卖员隶属于其他公司，所以提醒的话有时有些难以说出口。但是为了顾客，即使难以启齿，也要提醒。

🍴 Point 🍴

1. 外卖员看起来不够干净整洁时，要提醒
2. 提前制定外卖背包脏了的应对之策
3. 提前制定外卖员有汗味时的应对之策

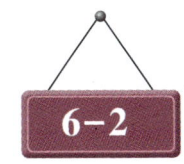

6-2 生肉，真的可以销售吗

炸猪排店可以出售猪里脊肉、油炸前的生猪排以及卷心菜丝吗？

在已取得营业许可证的情况下，可以做什么

炸猪排店在开业前，需要获得"餐饮店"经营许可。在拥有餐饮店经营许可资质下，可以开展炸猪排套餐的外卖、配送业务，可以在店里卖"炸猪排便当"。

但是，如果顾客说："我想带回家自己做，请给我打包裹好面粉的生猪排"，该如何应对？如果荞麦面店的店员遇到顾客说"我想回家自己煮，给我打包生的荞麦面吧"，应该如何回答？对这类问题有些难以处理，有些地区的卫生管理局认为，如果顾客在店里要求购买产品，"只要是在正常经营过程中生产的东西，就可以出售"。所以，销售前请务必与所属卫生管理局确认。

但是，**如果只持有餐饮许可证，却以店内销售、邮购或送货上门的方式销售生猪肉或带面粉的生猪肉，可能会受到相关机构的处罚。**

是否理解操作方法

炸猪排便当，可以常温配送。那么，"生猪肉"和"带面粉的生猪排"，在什么温度下配送比较合适？其原因是什么？营业执照的存在，就是为了避免店铺不了解具体操作背后的理论逻辑，而贸然经营。顺便提一下，出售生肉，需要"食用肉类销售"许可证。

销售袋装卷心菜丝，需要什么资质？**在店里销售没有切过的卷心菜，不需要任何资质。但如果销售卷心菜丝，需要向卫生管理局报备。**

如果要正式销售生肉，生肉包装室应与炸猪排便当包装室区分开来。

第6章｜外带、外卖的基本知识

拥有餐饮许可证，可以做什么？

⭕ 可提供烹饪后的食物

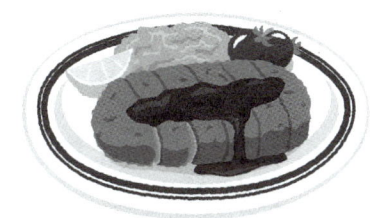

也可以提供套餐外卖

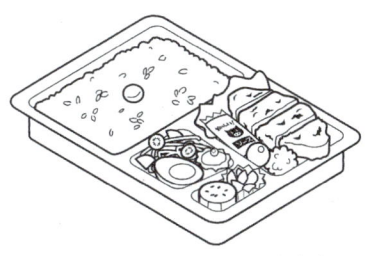

也可提供便当配送到家服务

❌ 即使顾客要求……

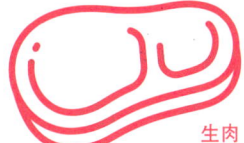

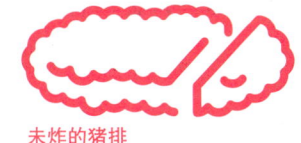

生肉　未炸的猪排
需要"食用肉类销售"许可证

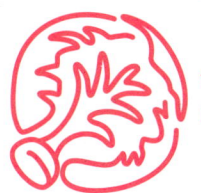

切好的卷心菜丝
向卫生管理局报备

持有餐饮许可证，可以理解为允许销售烹饪好的食物。销售和配送未经烹饪的食物，需要申请其他资质。

Point
1. 理解店铺在已取得的许可证下被允许经营的业务范围
2. 即使顾客希望购买未经烹饪的食物，若不合适，应拒绝
3. 向所属卫生管理局确认

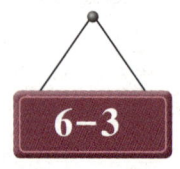

6-3 可以销售日本酒和红酒吗

由于新冠疫情，相关机构可能会要求"从下周开始，禁止提供酒类"，那么如何处理库存，就成为一个棘手的问题。

是否持有一般酒类零售许可证

2020年4月起，日本政府特别发放"餐馆等场所的限时酒类零售许可证"，在2021年3月底之前，餐馆可以销售酒精饮品。之后，由于新冠疫情蔓延，政府多次采取禁止提供酒类的防疫措施，酒类零售特许证没有被更新和延长。

啤酒和日本酒在装瓶时，口感呈最佳状态，根据储存条件的不同，口感逐步下降。餐厅准备酒类存货，是考虑到未来顾客光临，但如果突然被禁止提供酒精类饮品，就需要考虑如何处理啤酒和日本酒的库存了。

最理想的情况是，将无法在店内提供的酒类以外带或外卖形式销售。但目前的法律规定，从进货开始就需要区分管理外销的酒，所以餐厅不能直接将店内库存以外带或外卖的形式销售。

储存仓库是否分开

为了合法销售酒类，需要**从持有"酒类零售许可证"的商家采购酒**。而且，**采购的酒需要与店内供酒区分开来，设置单独的储存仓库**。销售展示区也需要与店内供酒隔开，毋庸置疑，收银台也需单独设置。而且，开展外售酒类业务，还要接受政策规定的专业培训。

何时会发生新的传染病，谁都无法预测。让我们一起思考一下，包括法律在内，如何调整行业机制和规定，才能在被禁止提供酒精饮品时，将库存的已开封的酒分成小份出售，用于外带和外卖。

当下社会上的趋势是减少食物浪费。试着思考一下如何合法处理食物，避免餐厅采购的食物和酒类被直接丢进垃圾箱吧。

卖酒需要什么？

〇 这个状态，可以销售

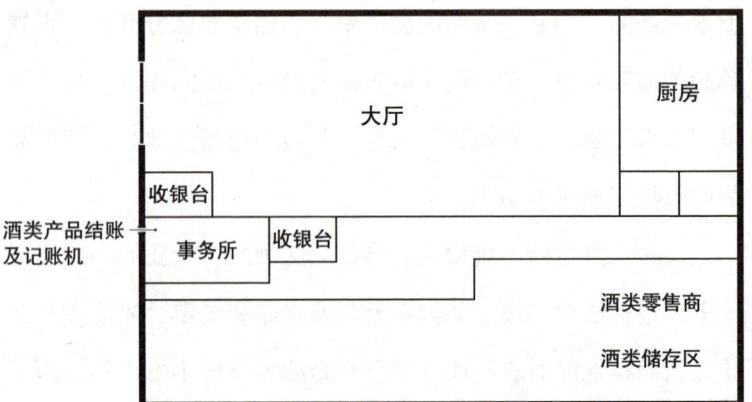

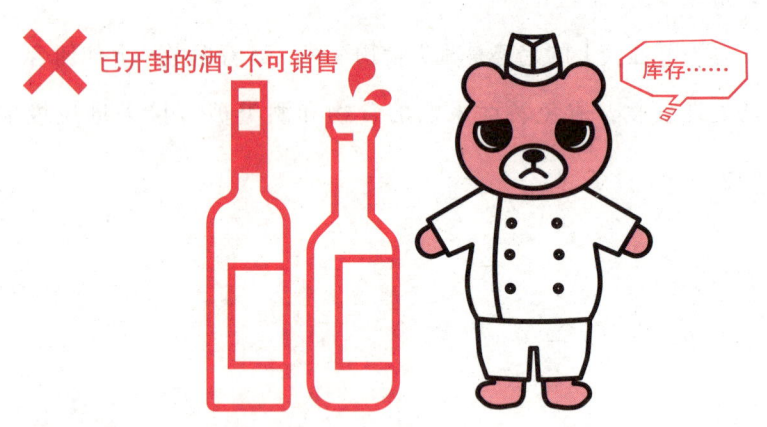

```
┌─────────────────────────────────┬──────┐
│                                 │      │
│              大厅               │ 厨房 │
│                                 │      │
│   ┌──────┐                      ├──┬───┤
│   │收银台│                      │  │   │
│   ├──────┴──┬──────┐            │  │   │
│   │ 事务所  │收银台│            │  │   │
│   │         │      ├────────────┴──┴───┤
│   │         │      │   酒类零售商      │
│   │         │      │                   │
│   │         │      │   酒类储存区      │
└───┴─────────┴──────┴───────────────────┘
```

← 酒类产品结账及记账机

✗ 已开封的酒，不可销售

"库存……"

🍴 Point

1. 是否持有一般酒类零售许可证？
2. 是否区分了库存存放区？
3. 是否区分了收银台？

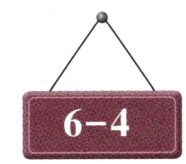

6-4 容器"倒了也不洒",是铁律

昭和时代的外卖通过托盘配送,配送时在米饭和味噌汤上覆盖保鲜膜。

考虑到食物配送

在使用托盘配送外卖的年代,米饭、味噌汤等食物的容器与店内使用的容器一样,被盖上保鲜膜进行配送。鳗鱼店会送汤碗和汤粉,顾客在家里加入热水做成汤。便当店也一样,味噌汤是在顾客吃饭时加入热水做成的。

与之相反,现在的配送员会同时配送咖啡、味噌汤、可乐等液体。由于配送员骑自行车进行配送,斜着背食物时,液体一定会溢出。

一些报道称外卖食物被洒上可乐,顾客收到食物时一片狼藉。

需要将液体装在放倒也不会洒出来的容器中,再由配送员送货。

有必要考虑配送专用菜单

外送食物应不同于普通套餐,要像便当一样,配置食物。

因距离顾客食用有一段时间，最好将炸猪排、卷心菜和米饭放在有隔断的小格子里，这样做既安全又能保持口感。

酱汁类应放在有盖子的容器中，不配味噌汤。如果顾客一定要点饮品，应准备塑料瓶装饮料。盖好容器盖子后，再缠上一层保鲜膜。只盖盖子不缠保鲜膜的话，食物可能在配送包里串味。

如果一定要加汤，应放在一个即使倒了也不会洒的容器里。虽然螺纹锁紧的容器价格昂贵，但如果抱着顾客可重复利用的想法，试着应用起来，也不失为一件趣事。

第6章｜外带、外卖的基本知识

考虑配送情景，选择容器

○ 使用保鲜膜、盖子等，即使歪了，也不洒

保鲜膜

保鲜膜

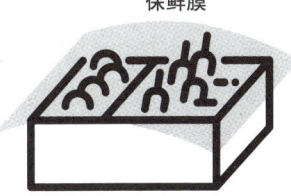

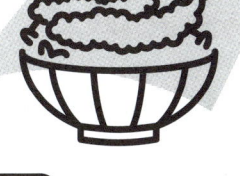

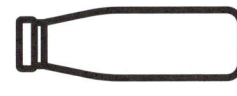

倒了也无妨

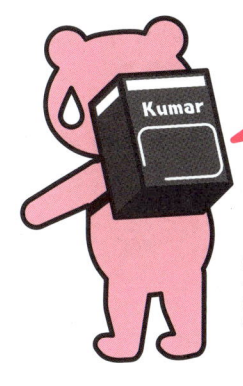

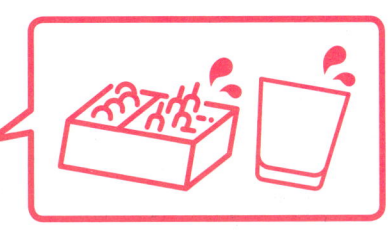

✗ 不可一倾斜就洒了

觉得有盖子没问题，结果配送时一倾斜，液体就漏了出来……这种情况比比皆是。应使用保鲜膜等密封好。

Point
1. 主餐不可一片狼藉
2. 应使用专用容器装汤，即使倒了也不洒
3. 店内菜单和配送菜单要分开考虑

199

6-5 真的需要刀叉吗

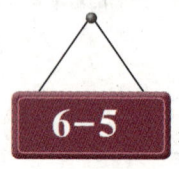

> 塑料勺子很无趣。您不觉得即使要花钱，也想使用正常的勺子吗？

为了吃起来更美味

保护环境，降低塑料使用量，已成为一种趋势，目的是减少一次性塑料消耗品，例如用完就直接丢掉的塑料吸管和甜品勺等。然而，**外卖菜单在制造塑料垃圾**。我们可以试着转变思考方式，从"为了吃起来更美味"的角度，考虑应对之法。

一次性筷子和普通筷子只要不太短，几乎不会影响食物的美味程度。但是，吃咖喱饭时，与不锈钢勺比起来，使用塑料勺子，味道会大打折扣。

思考自己的菜品用什么餐具吃起来会更美味，然后选择"更美味"的那种餐具吧。

配送到酒店等目的地

配送到酒店等场所时，如果不配餐具，顾客会很难办。然而，塑料勺子有违近些年的环保趋势。可以给顾客提供无餐勺、一次性餐勺、不锈钢餐勺三个选项，并展示不同选项的价格。顾客也许会想"把勺带回家",而选择不锈钢勺。

设计外卖菜单时,应考虑顾客使用什么餐具、如何食用最好吃。如果切好的炸猪排和牛排更好吃,可以在菜单上放切好后的照片,这样就不需要配送刀了。**请重新斟酌一下菜单照片和餐具吧。**

用塑料餐具吃饭不好吃

⬤ 试着思考一下是否是真的需要那件餐具

> 带回家里吃=不需要塑料餐具？

> 配送到酒店=配一次性叉子

> 用软趴趴的餐具吃饭，不好吃

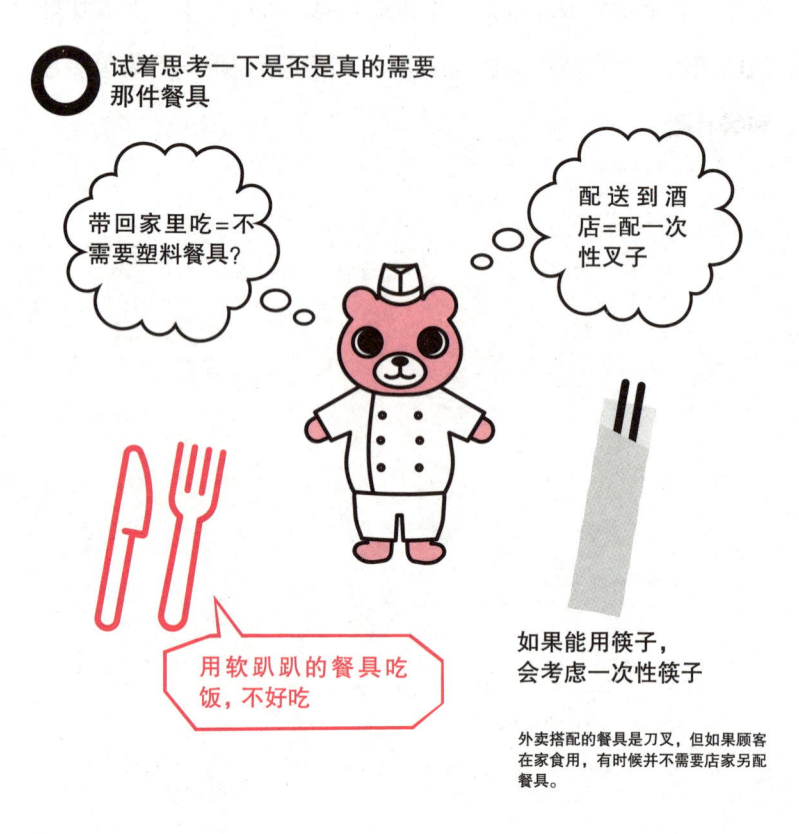

如果能用筷子，会考虑一次性筷子

外卖搭配的餐具是刀叉，但如果顾客在家食用，有时候并不需要店家另配餐具。

Point

1. 咖喱等菜品，搭配好用的付费型餐勺
2. 设计不需要刀叉的菜单
3. 提供无餐勺、一次性餐勺、不锈钢餐勺3种选项

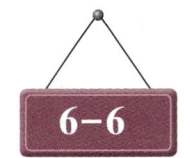

6-6 生蔬菜变热了也没事吗

近些年流行杯装沙拉和切碎沙拉（chopped salad），但做成便当时，须格外注意。

即使清洗，也无法完全消除蔬菜中的细菌

即使使用中性洗涤剂充分清洗生菜等叶菜，其细菌数量也不会降至零。

清洗后的蔬菜放在10℃以下的环境中保存一天，不会变色，仍可食用。煮好的鸡肉在10℃的温度下保存超过一天，也不会变质。但是，如果把热鸡肉放在生菜上，常温放置4小时，可能就会从鸡肉中闻到异味。

可以像便利店一样，用容器分隔好意面、鸡肉、蔬菜，避免食物之间互相接触。**如果像杯装沙拉一样，将所有食物放在一起，可能会导致蔬菜污染扩散。**

是否冷却了蛋白质类食物

在清洗蔬菜时，蔬菜温度会降至水温。如果与蔬菜一样，鸡肉和意面等食物也冷却到10℃左右，没有问题，但如果将刚煮好的鸡肉直接放在蔬菜上，细菌会迅速繁殖。

尤其在夏季，便当中放生蔬菜，有违常识。

同样，处理前菜时，如果直接将烤牛肉或火腿铺在生菜上，然后淋上酱汁，那么仅在配送过程中，就有可能繁衍出超高的细菌量。

如果要使用生蔬菜，则必须用冰水将其冷却至 10℃ 以下，装在单独的容器中运送，在食用前再拿出来装盘。装好盘后应立即食用，不得存放。

第 6 章｜外带、外卖的基本知识

为了避免生蔬菜的污染扩散

○ 注意避免与生蔬菜接触

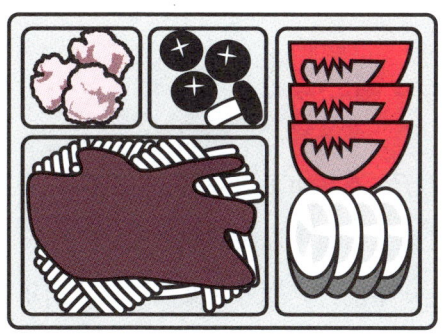

放入相互独立的格子，让配菜、米饭、蔬菜相互不接触

✗ 杯装蔬菜 须担心细菌问题

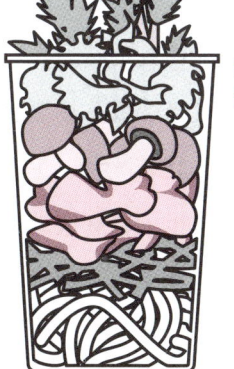

意面、蔬菜、肉全部混在一起，有污染扩散的危险……

很多便利店用透明托盘将意面沙拉中的意面和蔬菜分开。有人抨击包装过度，其实这是预防污染的重要措施。

Point

1. 是否知道生蔬菜的细菌不会被完全消除？
2. 什么食物接触生蔬菜后易变质？
3. 可否说明食物装盘后，在多少摄氏度下、几个小时内可以安全食用？

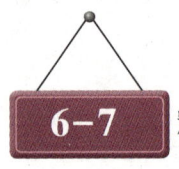

6-7 精挑细选外送菜单

您是否思考过,为何顾客会选择外带或点外卖?

比便利店和超市的便当更好吃

如果只为了填饱肚子,在超市可以买到300日元左右的便当,在便利店花600日元左右也可以买到便当。

为了让顾客喜欢上店里的外卖或外带菜品,变成店里的常客,需要打造在超市和便利店买不到的菜单,提升料理品质。也可以思考让顾客完成最后一步,例如火锅类菜品,可以为顾客准备店里好吃的酱汁、蔬菜、鱼肉包,顾客只需点火,就能在自己家里享受在餐厅里才能吃到的味道。

一个人吃意大利菜,也可以变成一场盛宴,方法是提供一个套餐,里边有大塑料盘子、袋装蔬菜、生火腿、鸡肉等,顾客收到套餐后,只需把蔬菜、生火腿和肉放在盘子里,然后淋上酱汁即可。也可以通过加入芽菜等不常有的蔬菜品种,凸显店铺的差异化特点。

特殊的日子推荐特殊的菜单

突然来了客人,想吃个比萨;今天有重要的客人,所以吃寿司；下次生日聚会，吃中餐吧；圣诞节，还是应该吃烤整鸡；夏天热得没精神，吃鳗鱼；反之，寒冬天气吃河豚。

外卖和外带菜品，有时是为了满足这些"特别的日子"。

想在家里吃又不会做，去商场地下美食区又有点麻烦，超市里的东西不好吃，餐厅人太多，不想去。**为这些人准备一份节日菜单，可以抓住没订到位子的顾客。**

精挑细选外带和外卖菜单

○ 比便利店和超市的东西好吃

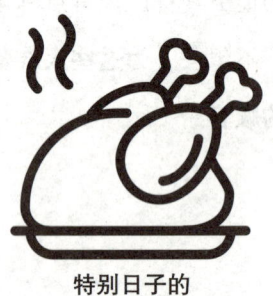

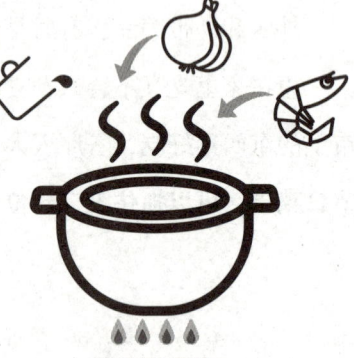

特别日子的
特别菜单

在家完成的
特殊料理等

✗ **不要把可能会输给便利店的菜品放进菜单**

便利店的更好吃

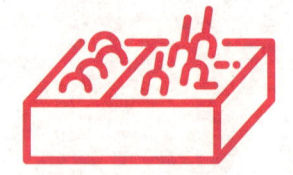

外带或外卖菜单无须涵盖店内全部菜品。严格挑选那些"在家吃也会很美味"的菜品吧。

Point
1. 理解顾客期待什么
2. 创造超出顾客期待的商品
3. 回头客增加了

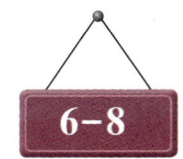

6-8 配送服务商的挑选方法

飞机和新干线（日本的高铁）都是备受欢迎的运输手段，原因是两者的品质都很好。同样道理，配送服务的品质也很重要。

根据顾客支付的总金额，思考配送服务的价值

当被问及"餐厅签约的配送公司如何？"时，有些餐厅会回答"我们使用更贵的配送服务"。然而，**思考配送服务的好坏，不要以餐厅支付的佣金来判断，要结合顾客支付的总费用。**

从顾客的角度来看，包括自己不必外出就可以吃到美味在内，是否满意于自己"支付的总金额"，非常重要。关于餐厅支付的佣金，配送公司要结合"雨天为餐厅配送料理"的价值，考虑佣金水平是否合理。而餐厅应该选择顾客满意度更高的配送公司。

配送员可以是个体经营者，也可以接受配送公司培训、直接受雇于配送公司。重要的是，他们为我们配送食品＝入口食用的东西。确认配送员的着装和背包的干净程度，能否符合自己的料理配送标准很重要。

优点在哪

无须只选择一家配送公司。签约时,要检查配送服务商的网站。内容是否清晰易懂?"在无法去买东西时","在想吃点美味佳肴时","在特别的节日时",是否想从该网站下单?**遇到问题时,能否马上联系到,也很重要。**

此外,有些配送服务商在全国的评价很高,在餐厅经营的地区,评价却不太好。所以应选择在本地区评价好的公司。如果服务商之间并无优劣之分,选择餐厅附近有营业处的公司,这样在遇到问题时可以马上取得联系,方便沟通。

因为有不少顾客会认为配送人员也是餐厅的员工,所以选择服务公司时,信任是第一位的。

配送服务商挑选检查表

项目	外送(本公司)	A公司	B公司
订单次数			
佣金			
顾客支付的费用			
最低价格			
网站的使用便利性			
电视宣传等			
配送员的态度			
声音大小			
制服的干净程度			
配送员的气味			
配送包的干净程度			
自行车的维护情况			
口碑			
问题处理			

Point

1 始终站在顾客的角度，选择配送服务商

2 无须只选择一家

3 洞察共同发展的潜力

6-9 应注意从"取餐"到"送达"的时间

许多顾客希望他们的订单能在下单后30分钟内送达,就像比萨外卖一样。

原因在哪?

只要人不多,快餐店和咖啡连锁店一般几分钟就能准备好订单。但如果像中餐店一样,下单后开始烹制的话,烹制时间需要15分钟左右。如果量大,时间则更长。

顾客下单页面会显示标准送达时间,晚于这个时间,会招致顾客投诉。但如果系统显示了取货时间、烹制时间和取货后的配送时间,并清楚地说明了导致延误的问题所在,就能避免投诉。

此外,在订单集中时,标准时间会有所波动,50分钟延长为90分钟时,客户可能会觉得"如果需要90分钟,我就不要了"。所以有必要充分了解标准时间的显示机制。

从下单到送达的时间

对顾客而言,订单配送整体时间需要在标准时间以内。

以寿司店为例，假如您正坐在吧台座点单，结果店家那里进来一份外卖单，店家说"实在不好意思，有外卖订单进来了，很紧急"，然后就优先外卖单的话，您一定会很生气吧。

在疫情等特殊时期，顾客不来店或不得不关店时，外卖系统很友好，但线下顾客增加时，能否按时烹饪好，是一个很大的问题。此外，站在配送服务商的角度，订单集中时，无法按时送达的情况会有所增加，投诉也会增加。

通常为30分钟、最坏也要在60分钟内送达是铁律

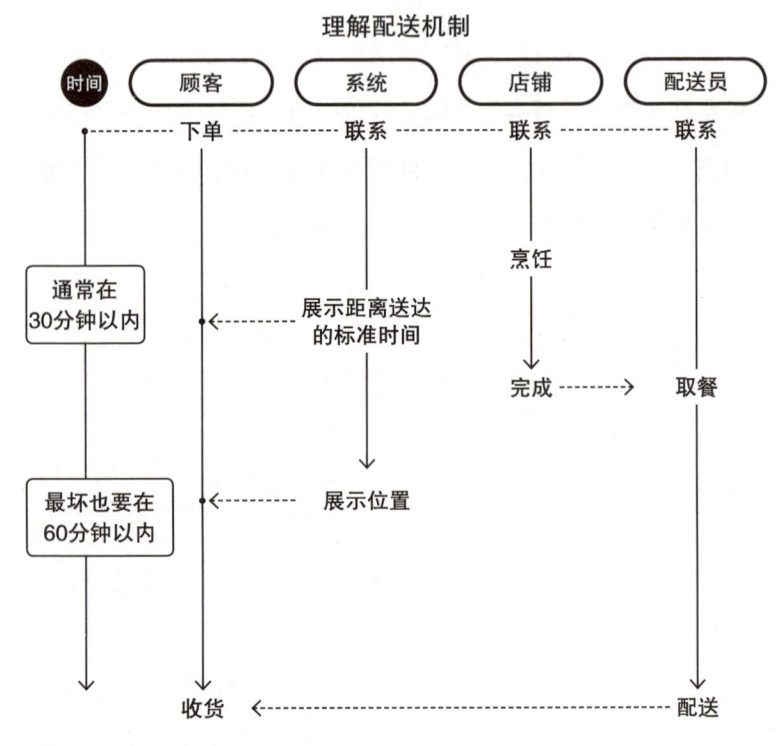

理解配送机制

时间	顾客	系统	店铺	配送员
	下单 -------- 联系 -------- 联系 -------- 联系			
通常在30分钟以内	←--------	展示距离送达的标准时间	烹饪 ↓ 完成 --------→	取餐
最坏也要在60分钟以内	←--------	展示位置		
	收货 ←--------------------------------------			配送

"等待"的一方对时间很敏感。应充分理解配送系统的机制,注意显示给顾客的时间。

Point

1. 记录从下单到送达的时间
2. 如果取餐时间过长,要告知配送服务商
3. 取餐后配送时间过长,要告知顾客

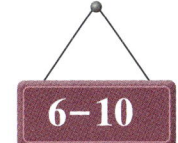

6-10 清楚注明有效期和保存方法

假如你大夏天点了份鸡肉鸡蛋饭，收到后，关闭空调外出了。那么这份鸡肉鸡蛋饭，晚上还能吃吗？

在餐厅注明注意事项的必要性

在店内销售的便当，由于"可直接向顾客说明"，所以无须标注出全部注意事项。但如果顾客问起"使用了什么添加剂""用什么给腌菜上色的"等问题时，一定要能对答如流。

菜单中涉及的致敏原和店里的致敏原是否都已列出？食物错误地混在一起，会出问题，所以两者都需注明。如前文所述，最好注明28类致敏原材料以及西红柿、大米和香菇等。

建议在外卖菜单上也标注营养成分。依次标注热量、蛋白质、脂肪、碳水化合物和钠含量，其中钠含量必须转换成相应的食盐量。

标注出来也是为了守护店铺

注明使用食材，以及统一列出全部注意事项，不仅是为了顾客的利益，也是为了保护店铺。即使是便当，也要清楚地标明 28 类致敏原、储存温度和安全食用日期。如果有"请今天内食用""保存时避免太阳直射"等标签，那么前文那份鸡肉鸡蛋饭就不会出问题。一定要准确地标注，尤其是盖饭类。盖饭应清楚地注明"请马上食用"或规定好几小时内可食用，然后注明"请在几月几日几点之前食用"。

还应该写上联系电话，以便收到顾客的反馈，例如有异物；有异味；很好吃；下次继续下单；等等。

第6章 | 外带、外卖的基本知识

有哪些必不可少的注明事项？

菜名	起个喜欢的名字
名称	便当
原材料	按从多到少的顺序排列原材料/添加物
注明致敏原	注明致敏食材
食用有效期	便当的标签应精确到小时
保存方法	10℃以下，避免太阳直射等
制造商	地点、名称、联系电话

- 有大米时，要标明产地（日本产等）
- 注明使用最多的原材料的产地 例：猪肉（美国产）等
- 最好注明外卖菜单的营养成分

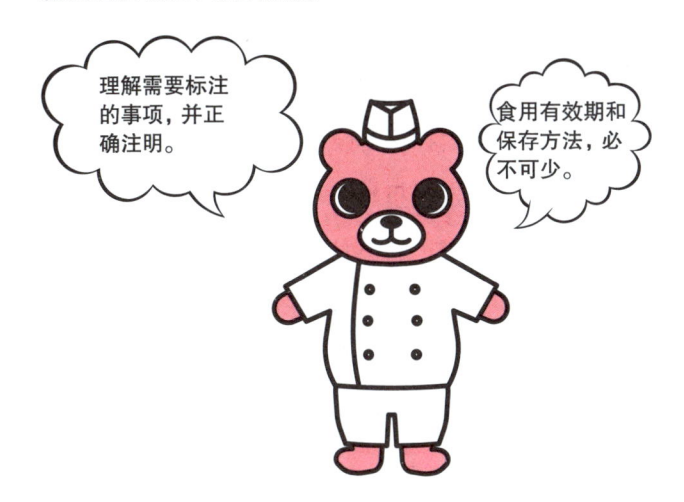

> 理解需要标注的事项，并正确注明。

> 食用有效期和保存方法，必不可少。

Point

1. 是否已注明致敏原？
2. 是否注明安全食用时间和保存方法？
3. 是否写了联系方式？

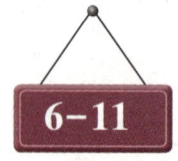

6-11 明确配送后的责任

如果配送服务商没有明显过错，顾客会向负责烹饪的餐厅发起投诉。

取餐时需确认

大多数情况下，食物只是被装在一个容器里，并没有做好防止被动手脚的措施（可以判断是否被人打开过）。应选择"在配送的过程中，不能够被动手脚的"包装和容器，或"如果被动手脚，可以发现痕迹"的包装和容器。

用蓝色保鲜膜包裹容器，在保鲜膜封口处粘贴店铺标签等一次性封签，可以预防被揭掉保鲜膜的恶作剧。此外，包裹保鲜膜，可以预防米饭在配送包里串味。

配送前，包裹好保鲜膜，贴上封签。取餐时，店家应与配送员做好确认。

有时，店家会用纸袋等把外卖包装好，等待配送员前来取餐，但正确的做法应该是一起确认好食物状态后，再进行包装。

料理是否能防止被开启

使用纸袋等，也要粘贴封签，以便了解纸袋是否被开启过。粘贴标签，还要防止被复原，例如在配送过程中，不慎摔倒，东西都掉了出来，有人想徒手重新把东西装进去的话，纸袋就会破裂。

如果顾客不在，或应顾客要求，有些配送员会选择将外卖挂在门把手上，完成配送，而非面对面交货。如果有人拿走挂在门把手上的外卖，恶意打碎或摇晃，就不能食用了。所以，送达时一定要面对面确认外卖是否被开启过，然后完成配送。

商品标签、包装袋以及容器上等位置，应显示店名、电话号码、店内菜单和外卖菜单的二维码，以便顾客在遇到任何问题时，能联系到店家。

配送时的注意事项

⭕ 使用封签封口
注明联系方式

店名
电话号码
二维码
菜单

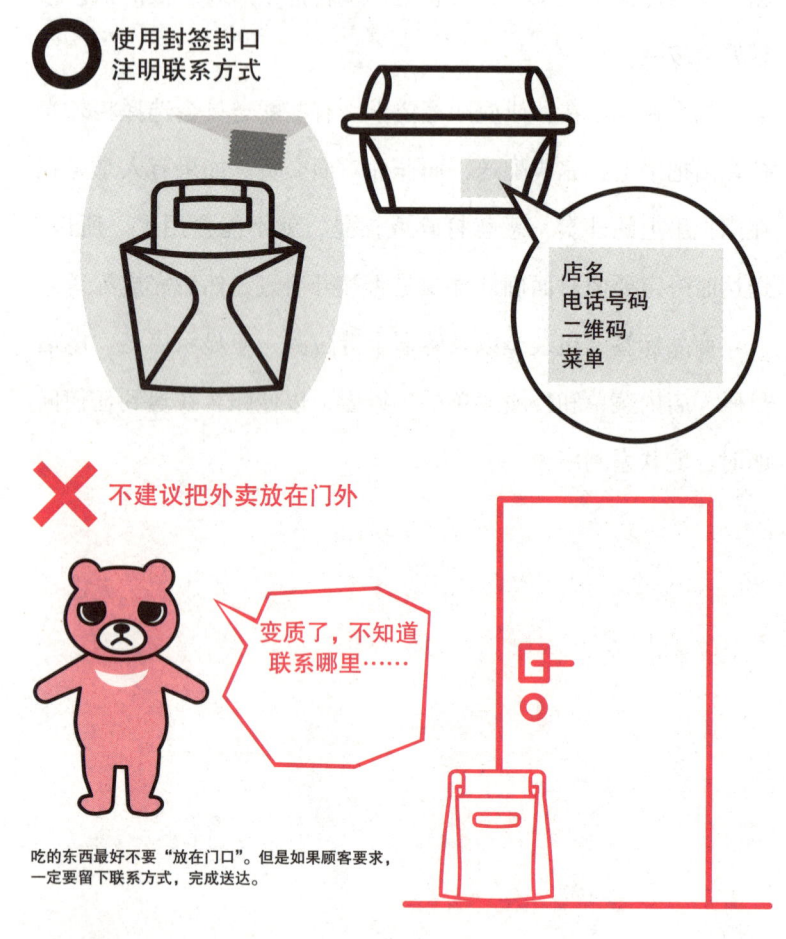

❌ 不建议把外卖放在门外

变质了，不知道联系哪里……

吃的东西最好不要"放在门口"。但是如果顾客要求，一定要留下联系方式，完成送达。

Point

1. 配送员取餐时，一起确认包装状态
2. 面对面把外卖交给顾客
3. 写上联系方式

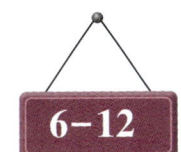

6-12 批量订单的制作步骤

米饭、意面等随着时间变化口感会改变的食物,要等到最后一刻出炉。

考虑到安全

考虑到米饭的食用安全性,放进便当盒时温度应控制在25℃及以下。但是,考虑到美味度,应该在保温模式下直接把米饭拿出来装盒,立即配送,请顾客马上食用。因此,当收到批量订单时,应提前将卷心菜、柠檬等放进餐盒。然后,炸好一块猪排,就放进餐盒一块。最后把热乎乎的米饭装盒。**最好是把米饭装进便当盒后,马上被外卖员取走,开始配送**。顺序颠倒的话,可能会导致便当产生异味。

将便当盒平铺在厨房的工作台上,如果先装上热乎乎的米饭,并且不盖盖子,等待炸猪排出锅的话,厨房中飘落的细菌会污染米饭。应该在最后的环节装上热乎乎的米饭,避免沾染飘落的细菌,以及被手误碰等风险。

考虑到美味程度

顾客希望吃到热乎乎的米饭、热乎乎的炸猪排,以及冷卷心菜。关于卷心菜等蔬菜的准备方法，可以提前准备类似于便利店的杯状容器，既可以冷藏蔬菜，又可以应对紧急订单。

如果提供沙拉，可以将蔬菜洗净后，放进冰箱保存，一天内都可以安全食用，且不影响口感。多余的蔬菜，可以在店内供应，建议大家将蔬菜提前放在专门容器中保存。

如果有承担不了的批量订单，有必要跟顾客说"非常不好意思，小店恐难以接下这一订单"，然后拒绝。**勉强接受难以承担的大量订单，无法烹饪到位，很容易导致食物中毒事件**。理性地分析清楚"厨房工作台可以摆放多少个便当盒、可以接受多少份订单"，非常重要。

第6章 | 外带、外卖的基本知识

有序制作很重要

比如炸猪排便当,应怎么做?

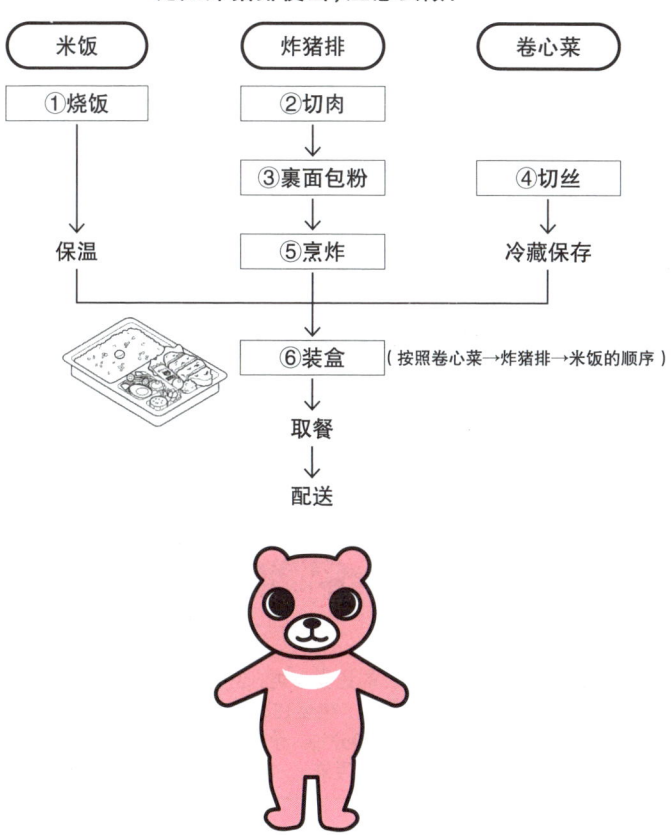

```
    米饭            炸猪排           卷心菜
     ↓               ↓
  ①烧饭           ②切肉
                    ↓
                 ③裹面包粉         ④切丝
                    ↓               ↓
     ↓           ⑤烹炸           冷藏保存
    保温            ↓
     └──────┬──────┘
            ↓
         ⑥装盒　（按照卷心菜→炸猪排→米饭的顺序）
            ↓
           取餐
            ↓
           配送
```

Point
1. 是否秉承安全第一?
2. 是否秉承在安全的基础上提升美味度?
3. 无法按时提供时,是否果断拒绝?

Column

食物中毒的原因：副溶血性弧菌

细菌形象	
主要存在位置	鱼类贝类 尤其需注意鱼鳞
特点	海中栖息 对淡水和酸性物质抵抗力弱 常温下迅速繁殖
潜伏期	8~24小时
症状	腹痛、水样便腹泻、发热、呕吐
可引起食物中毒的食材	鱼类贝类
注意事项	即使是新鲜的鱼类贝类，也务必用淡水清洗 即使时间很短，也要在冰箱中保存，抑制细菌繁殖 60℃下加热10分钟，杀死细菌 注意预防交叉污染

Point

1. 了解可能引起副溶血性弧菌食物中毒的食材
2. 了解工作人员的何种行为可能引起副溶血性弧菌食物中毒
3. 理解可能引起副溶血性弧菌食物中毒的外卖注意点

第7章

预防『临时工恐袭』，做好员工培训

——打造与员工共同成长的店铺

在餐厅可能遭遇的危害中，不容忽视的一个是『临时工恐袭』①问题。一旦发生，事态将难以控制。让我们学会营造一个不会发生『临时工恐袭』的环境。

① 临时工恐袭：日语表述为バイトテロ，意为由临时员工造成的"恐怖主义"行为。具体指，临时员工在个人社交网站上发布自己恶意破坏商品或设备的图片、视频，从而引发大众抨击店铺，导致企业形象崩塌的行为。

7-1 意识到自己是食品专业人士

银座一家著名寿司店的主厨即使在夏天也戴着手套上班。这是作为"食品专业人士"的修养。

理解背后的道理

在您的厨房里,有说明"为什么那么做"的道理吗?指导新人时,是否存在这样的对话:"请剪短指甲","为什么","在厨房工作,这是理所应当的"。解释清楚"为什么必须剪短指甲",非常重要。

同样,关于"每天上班前洗净并梳好头发""手部受伤要报告""腹泻或发烧时不上班"等个人卫生基本知识,也不应该只强调"因为这是规定"或"因为规则是这样",而应该解释"为什么",做好员工培训。员工需要在正确理解道理的基础上,以专业人士的身份行事。

手上贴着创可贴的员工负责盛饭,结果被顾客投诉"饭里有创可贴",这种案例时有发生。

理解潜在的危害

去鹿儿岛可以吃到生鸡肉刺身,在东京都内的鹿儿岛料理餐厅也能吃到生鸡肉。那么，关于"吃生鸡肉刺身"一事，您的餐厅是怎样培训员工的？

同样，还有"生食生蚝""生鲭鱼刺身"这些菜，即使不过敏，餐饮行业人员也不应食用。虽然吃了生鸡肉刺身，也未必发生食物中毒，但毕竟存在食物中毒的风险。**重要的是教育员工，让他们认识到作为食品专业人士，应知道可能导致食物中毒的食物。**

同样，为预防食物中毒，您的餐厅是否有禁止发热、腹泻的员工上班的规定？对于如果同住者有腹泻症状，又是如何规定的？

餐饮业工作人员必须注意的内容

○ 餐饮业工作人员要保持手部洁净

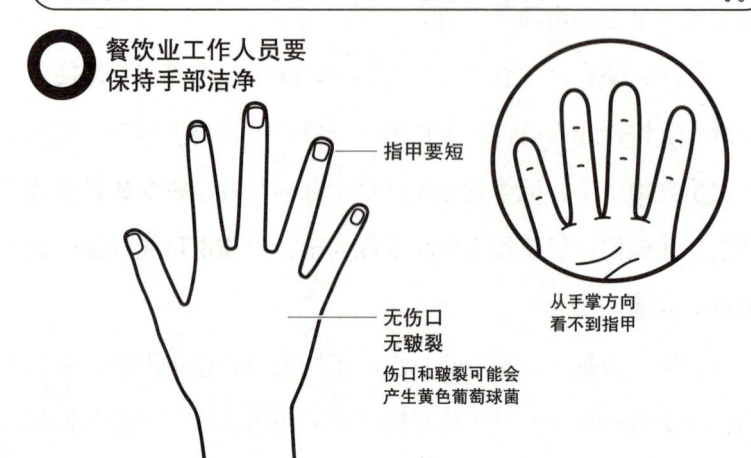

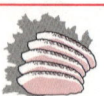

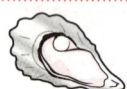

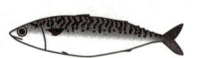

- 指甲要短
- 无伤口 无皲裂
  伤口和皲裂可能会产生黄色葡萄球菌
- 从手掌方向看不到指甲

✗ 私下也不食用危险食材

食材	危害
生鸡肉刺身	弯曲杆菌
生食生蚝	诺如病毒
生鲭鱼	异尖线虫

可能会有员工觉得"我不过是个临时工，至于对我这么严格吗"，我们要以诚沟通，让他们理解临时员工也是店铺重要的一员。

Point

1. 在厨房工作的人，日常生活中应注意什么？
2. 在大厅工作的人，日常生活中应注意什么？
3. 通勤时应注意什么？

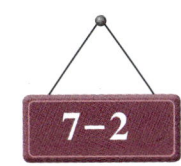

7-2 时刻思考如果是对于自己非常重要的人吃到后会怎样

"临近保质期时，把牛肉冷冻起来"，"把欧芹洗干净，重复利用"，这是我们不想知道的"餐厅的另一面"。

比规则手册更优先的事

"掉在厨房地上的一次性筷子要怎么处理"，"一大块里脊肉掉地上了"……在厨房工作，会发生各种各样的问题，也会遇到很多不知道该怎么处理的烦恼。

如果在昭和时代，无非跟朋友说一下"我工作的那家店很过分"，就结束了。然而在网络时代，如果在社交媒体上散播开来，即使隐掉店名，也会被挖出是哪家店。

遇到在食品法中没有规定、公司内部也没有规定的问题，不知如何决断时，可以想象"对于自己非常重要的人的脸"，**思考"为了让对于自己非常重要的人食用之后，变得更健康而工作"**，然后做出判断。

褒奖"警告"的企业文化

如果你看到餐厅将掉到地上的汉堡重新加热，并准备拿给顾客，你会怎么办？而且重新烤汉堡的人是厨师长，而你只是一个临时员工。

你会假装没看见，然后在辞职后，以"内部举报"的名义，将其发布到互联网上吗？内部举报应针对不符合自己道德标准的问题行为，当场提出，这一点非常重要。辞职后提出，不是内部举报。**应当场向上司提出，如果上司依然不改变自己的态度，应进一步向上一级反映，如果还不行，应该向行政机关和新闻媒体反映。**

第7章 | 预防"临时工恐袭",做好员工培训

遇到问题时的处理标准

○ 把顾客当成"对于自己非常重要的人"

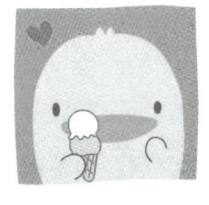

我制作的插图

= 思考
对于自己非常重要的人的形象
比起规则手册,更优先考虑
对于自己重要的人的感受,再进行判断

经营一家店,有时可能会觉得"这样就足够了吧"。这种时候,更需要联想到对于自己非常重要的人的脸,再做出决定。

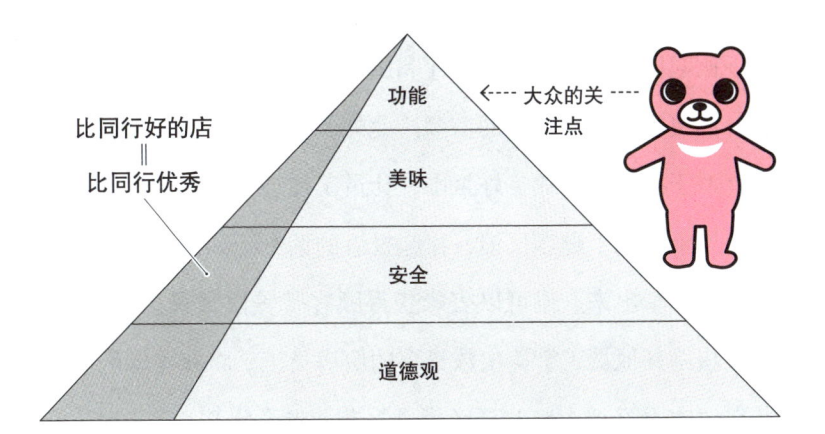

比同行好的店
=
比同行优秀

功能 ←---- 大众的关注点
美味
安全
道德观

Point
1. 法律没有规定的事情有很多
2. 公司内部没有规定的事情也有很多
3. 如果觉得上司的做法有问题,要怎么办

231

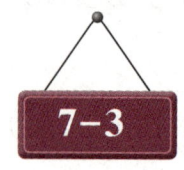

7-3 培训的基础是每日晨会

培训员工，比起邀请外部讲师召开讲座，每日晨会上反复强调，效果最佳。

每天反复强调非常重要

基于前一日的数据，在晨会上公布营业额、顾客数量、卖得最好的菜、外卖数量等结果。数据不好时，进行反省很重要，**数据很漂亮时，提出"表扬"、分享"喜悦"也非常重要**。比起同行其他餐厅，大厅和厨房工作人员哪怕稍微细心一点，都更容易赢得顾客的信赖。此外，全体员工分享喜悦，也会有助于提升公司的良好氛围，让员工体会到工作的价值。

如果收到了顾客反馈，比起投诉的话，不如把赞美的话在晨会中分享出来。也可以表彰获得顾客赞美次数最多的员工，以及获得其他员工赞美次数最多的厨房员工。将获奖者的照片贴在"本月好评大奖"展示栏中，获奖者会很开心。

用一张连环画来培训员工

不妨把这本书中的插图复印下来，贴在一张硬纸板上。再把它放大打印成 A4 纸大小，贴在一张 A3 纸上，将想传达的事项总结成三行要点。这张 A3 纸就是一张连环画。

晨会过后,不要忘记把这张连环画贴在员工告示栏中。

对连环画拍照,并与每日营业额等数据一起记录下来,就形成了员工培训记录。

除了这本书,还有很多应该在每日晨会上传达给员工的"他山之石"案例,比如其他公司的食物中毒事件、银行卡付款诈骗案例、预防传染病的措施等。我在脸书上每天都会发布可在晨会分享的照片(https://www.facebook.com/ja8mrx)。

晨会上传达什么？

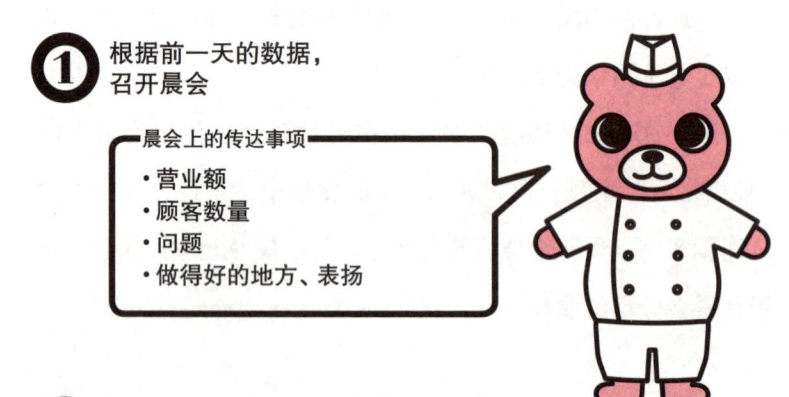

① 根据前一天的数据，召开晨会

晨会上的传达事项
- 营业额
- 顾客数量
- 问题
- 做得好的地方、表扬

② 每天一张连环画

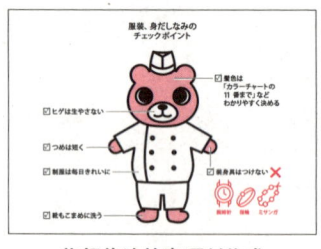

将想传达的事项制作成图画，贴在一张A3纸上

→ 晨会过后贴在告示板上 → 拍照记录

比起文章，插图和图片等视觉资料更容易留在人们的记忆里。将自己想传达的、希望员工谨记的内容编成连环画吧。

我在脸书发布了每日晨会可用的照片

Point
1 是否每天召开晨会？
2 是否明确了晨会上要确认的数据？
3 是否记录了晨会的内容？

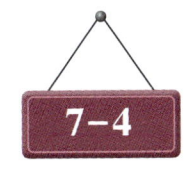

7-4 第一句话最重要——接听电话的基本

即使进入网络时代,预约和咨询也几乎全部通过电话进行。接电话的时间、第一句话、打招呼,是非常重要的。

可接通电话的时间是否明确

很多顾客在网上无法预约当天用餐,所以打电话预约依然是主流。然而,在营业前的白天或傍晚时段,即使打电话预约,也往往无法接通。您的餐厅是否在网站等位置,明确说明了电话的开放时间?

电话铃声响起后,第几声接起?**无法接通时,第一声铃响后,马上转接到留言信箱,非常重要**。同时,建议各位在留言信箱中,明确说明可接通电话的具体时间段。

试想一下有电话拨进来时的情景。电话机上是否明确显示了顾客的电话号码?即使是仅预约过一次的电话号码,如果能够记录下来,并在接电话时回答"您好,我是小酒馆的员工河岸。○○先生/女士,感谢您一直以来的支持",也有助于提升店铺在顾客心中的形象。

增加忠实客户

在叹气"新冠疫情导致外国顾客都不来了"之前,你是否**努力让第一次进店的顾客变成回头客**?接电话和结账时一句细心的话,就可能让顾客变成回头客。

如果顾客一个月只来吃一次午饭套餐,但推开店门后,总对其回以"感谢您一直以来的支持",年末还送挂历、手账等礼品,很多顾客会觉得不好意思,决心"下次晚上也去消费"吧。

比起关注那些为了打卡上传至社交媒体而只来一次的顾客,更重要的是努力增加忠实顾客——那些一年定期来一次,并会推荐其他人说"浅草有一家叫做〇〇的很好吃的餐厅"的顾客。

接通电话的第一句话最重要

⭕ 第一句话就说出顾客的名字

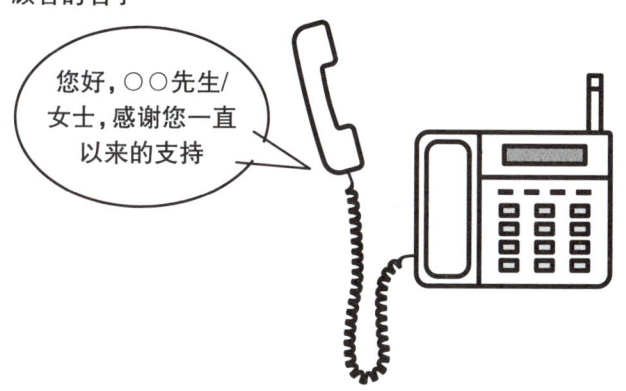

> 您好,〇〇先生/女士,感谢您一直以来的支持

❌ 让顾客等了一会儿,并按照家庭电话的方式接听

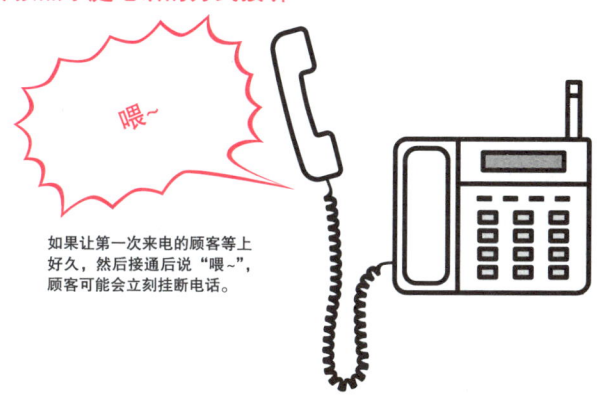

> 喂~

如果让第一次来电的顾客等上好久,然后接通后说"喂~",顾客可能会立刻挂断电话。

Point

1️⃣ 明确可接通电话的时间

2️⃣ 实施电话接听训练

3️⃣ 记住顾客的名字

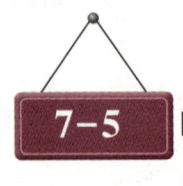

7-5 临时工恐袭,并不全是临时员工的问题

"临时工恐袭"等丑闻,经常会被归因为企业没有利润。但真正的问题是,没有预防措施。

培养员工把餐厅视为自己的店

如果问"这家店是谁的",一般听到的答案都是"店主的",如果店主兼任店长,那么答案通常会是"店长的"。**但其实做好员工培训,让大家认识到餐厅属于每一个员工,十分重要。**

员工以店为家,就可以意识到餐具等用品也是自己的。培训员工管理好餐厅用品,并小心使用,店铺才能赢利。

还要培训员工将顾客视为"对于自己非常重要的人",给"对于自己非常重要的人"吃的食物,自然不能用别人剩下的、掉到地上的、过了保质期的东西。

思考无须特别培训的方法

应培训员工严格遵守基础规则,例如"个人物品应保存在储物柜中""工作餐仅限于菜单中的菜品"等。要能用一行字表达清楚培训内容，如果员工没做到，应反复培训，直到大家做到为止。

此外，预防"临时工恐袭"问题之前，更重要的是创造一个无法把私人物品带进厨房的环境，配备带锁的私人物品储物柜。其实，我见过很多餐厅没有储物柜，员工可轻易将私人手机带进厨房，自由拍照、拍视频。

可以在收银台上方安装监控摄像头，休息室中的人可以随时看到监控画面。**通过营造一个"一直暴露在太阳光下"的环境，建立一个无法被人作恶的企业机制**。

排除可能引起"临时工恐袭"的因素

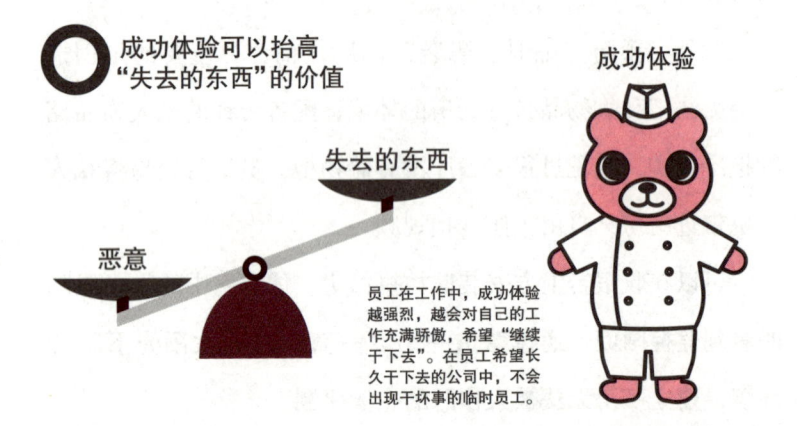

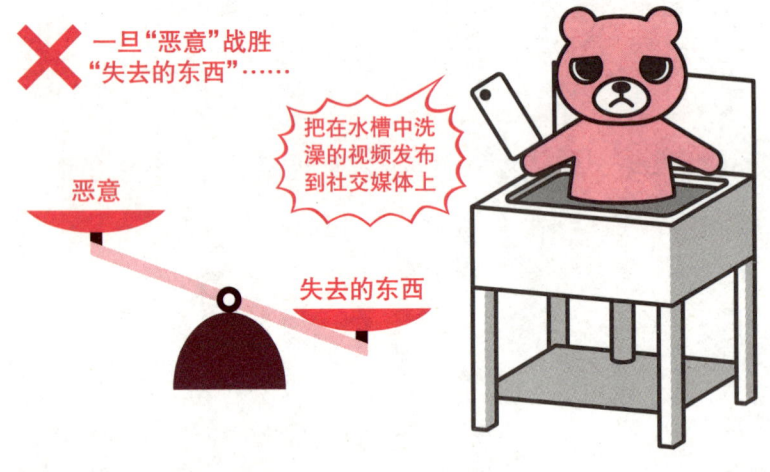

○ 成功体验可以抬高"失去的东西"的价值

成功体验

员工在工作中，成功体验越强烈，越会对自己的工作充满骄傲，希望"继续干下去"。在员工希望长久干下去的公司中，不会出现干坏事的临时员工。

✕ 一旦"恶意"战胜"失去的东西"……

把在水槽中洗澡的视频发布到社交媒体上

Point
1. 有必要培训员工将餐厅视为自己的店
2. 在晨会上分享"临时工恐袭"的案例
3. 建立一个无法被人作恶的机制

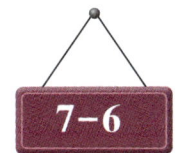

7-6 交换日记是焕发员工活力的源泉

包括只在高峰期工作几小时的兼职员工在内，员工们组合出勤，支撑着餐厅的运转。

制作工作联系册

员工之间的交流非常重要。为促进交流，**可以用笔记本制作一个联系册，记录晨会公布的数字、工作联系事项、晨会上分享的连环画等，阅读完毕后，全员签字**。从顾客的遗失物品、顾客反馈、新菜单的注意事项，到"请对纸巾进行补货"等工作联络事项，再到"本周三下班后需离开，无法加班"等个人时间安排，都可以写到联系册中。同时，还要鼓励大家把建议和提案写在本子上，例如"隔壁小镇的新店的菜肴很好吃""好希望有这个菜"等新菜提案，以及"建议在玄关的雨伞架上装锁"等店铺建设方面的提案。对于菜品以及工作提案被采纳的员工，在晨会上进行表彰，可以进一步提升大家的工作积极性。

记录带薪休假计划

要安全放心地经营一家店，营造一个员工能够轻松工作的环境，也很重要。为了方便组班，可以在联系册第一页贴上营业日期一览表，并让员工写上自己希望休假的日期。如果可以，**提前半年列出每个人目前可享受的带薪休假天数，并在他们希望享受带薪休假的日期上画圈。**

这样可以方便员工申请休假，如果突然有急事，应该找谁协调，也会一目了然。虽然最终应由店长等负责人来协调带薪休假，但为创造一个同事之间易于请假的环境，上述做法不失为一个好方法。

重要的是，清楚地告诉同事自己哪一天必须休假，例如因为有旅行计划或学校有重要活动等。您的公司是否掌握了员工们未来半年的出勤计划呢？

第7章 | 预防"临时工恐袭",做好员工培训

交换日记中写什么?

每日工作联络事项+带薪休假计划

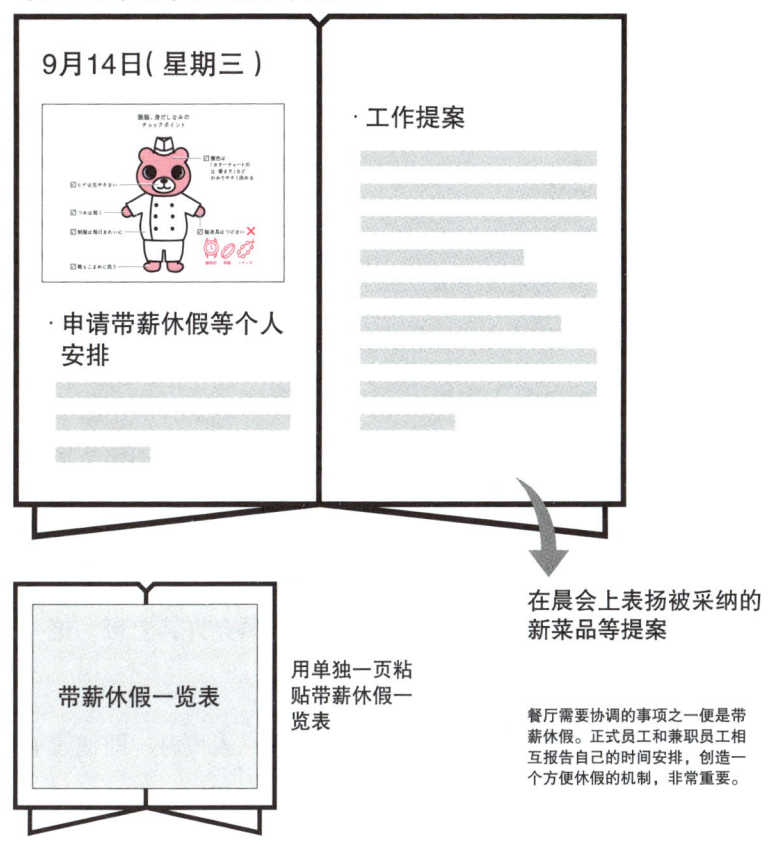

9月14日(星期三)

· 申请带薪休假等个人安排

· 工作提案

在晨会上表扬被采纳的新菜品等提案

带薪休假一览表

用单独一页粘贴带薪休假一览表

餐厅需要协调的事项之一便是带薪休假。正式员工和兼职员工相互报告自己的时间安排,创造一个方便休假的机制,非常重要。

Point
1. 每日的工作联系事项是如何传递的?
2. 带薪休假可提前多久申请?
3. 如何受理菜品和工作方面的提案?

243

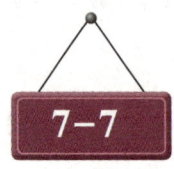

7-7 海外旅行需要提前申请是真的吗

食品行业，需要始终采取传染防御措施。只要是从事与食物有关的工作，身体不舒服时，就不能工作。

从海外旅行归来

以新冠疫情为契机，餐饮店开始记录员工的健康状态。其实在以前，食品工厂就严格管理员工的健康状态，禁止出现发热、腹泻等症状的员工上班。

有些工厂会采取措施，要求去过流行痢疾的国外地区（日本很少发生的赤痢）的员工，在返回日本后，停工两周。有些传染病是某地区特有的，**如果有员工从海外旅行归来，至少要在确认员工无发热、腹泻等症状后，再允许其上班，这一点非常重要。**

有些食品、种子不能从海外带进日本。入境时，即使没有被检查，店铺也要好好确认一下。

为了保证能够获得长假，也需要提前做好休假申请。应规定员工提前申请海外旅行假期，并以健康的状态回归工作。

身体状态不好时

即使新冠疫情结束了，员工一旦有感染流感、新型传染病、诺如病毒等风险，有发热、腹泻的症状时，也不能上班。虽然昭和时代有"小感冒，不休息"的风气，但**现在，如出现可能会传染给顾客的病症，应立即停工。**

员工有义务进行健康检查。如果健康体检报告中有需要进一步检查的项目，则必须去医院进行检查。公司需要确认员工是否已去医院进行检查。虽然公司无须知道员工身体具体出了什么问题，但需要知道员工是否需要进一步检查，并调整排班计划，保证员工能够去医院接受检查。

接种流感疫苗等也一样，公司需要考虑员工的接种安排，调整排班计划。

海外旅行/传染病的预防措施

① 想去海外旅行时需准备充足的假期

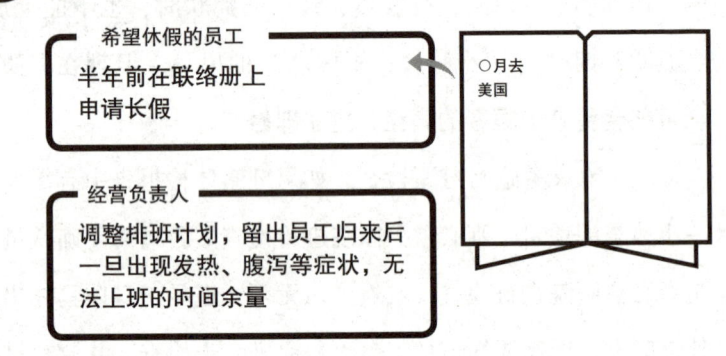

希望休假的员工
半年前在联络册上申请长假

○月去美国

经营负责人
调整排班计划,留出员工归来后一旦出现发热、腹泻等症状,无法上班的时间余量

② 也不可松懈 感冒、流感的防御工作

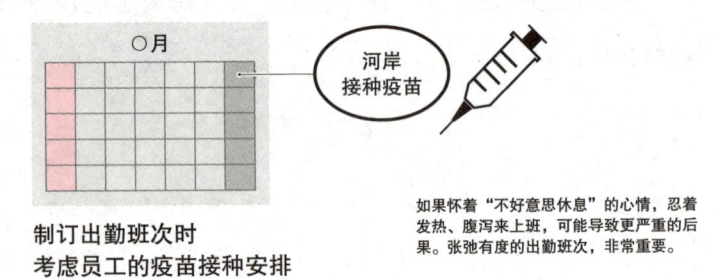

○月

河岸接种疫苗

制订出勤班次时考虑员工的疫苗接种安排

如果怀着"不好意思休息"的心情,忍着发热、腹泻而上班,可能导致更严重的后果。张弛有度的出勤班次,非常重要。

Point
1. 海外旅行归来后,若出现发热、腹泻症状,应停工
2. 便检呈阳性时,应停工直至恢复
3. 身体不舒服时,应停工

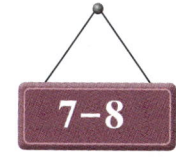

7-8 顾客能够日复一日欣然享用，非常重要

在顾客没有表达出来的不满中，最多的便是"不好吃"。网络时代，"不好吃"的消息可以瞬间扩散。

招牌菜做得好吃吗？

以日式汉堡为招牌菜的餐厅，每天都要绞碎肉来制作汉堡。尽管重复着同样的工作，但由于肉的质量、温度等因素不同，每天做出的汉堡会有微妙的差异。

对于招牌菜，一点点精进，一年比一年做得更美味，非常重要。开业前试吃，想办法让它比昨天更好，选肉、混合、制作形状、烤制、如何上菜等，每日斟酌，不断提升，才能让顾客年复一年地光顾。

专业厨师需要有感受大众口味变化的能力。不仅要了解同行菜品口味的变化，还要用自己的味觉去体会大众口味的变化，始终为顾客提供令他们满意的味道。

是否全员都能解说新菜品

沙拉中的卷心菜换了产地后，大家会拿一片试吃吗？

产地和季节不同，蔬菜的口感会有很大差异。在变更蔬菜产地前，应先试吃，判断沙拉口味没问题后，再切换产地。

尤其是新菜品、今日特供菜品、季节限定菜品，试吃很重要。当顾客询问新菜品的味道和食材时，要做到全员都能对答如流。

"今日午餐的推荐菜是什么？"，"新鲜的马鲛鱼到货了，有煎马鲛鱼"，要像这样对答如流，为此，每日进行试吃，非常重要。

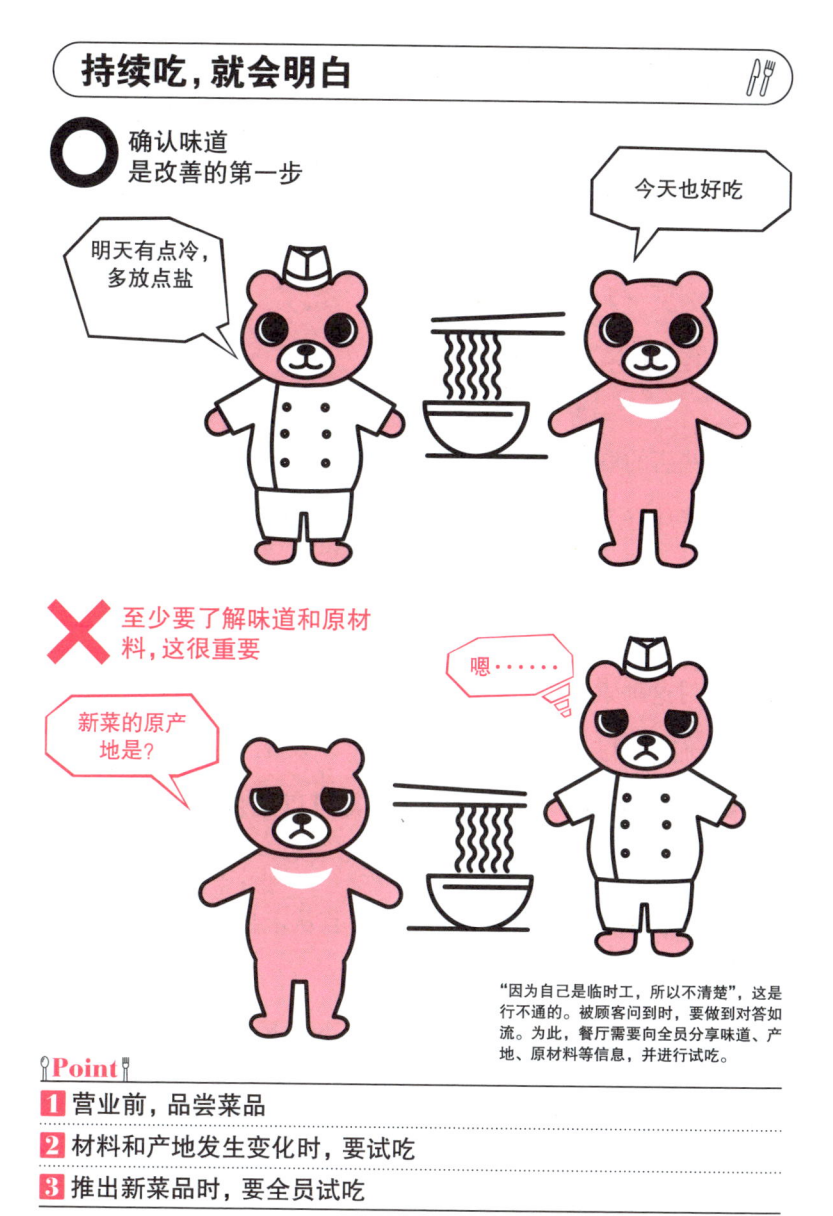

第7章 | 预防"临时工恐袭",做好员工培训

持续吃,就会明白

○ 确认味道是改善的第一步

> 明天有点冷,多放点盐

> 今天也好吃

✗ 至少要了解味道和原材料,这很重要

> 新菜的原产地是?

> 嗯……

"因为自己是临时工,所以不清楚",这是行不通的。被顾客问到时,要做到对答如流。为此,餐厅需要向全员分享味道、产地、原材料等信息,并进行试吃。

Point

1. 营业前,品尝菜品
2. 材料和产地发生变化时,要试吃
3. 推出新菜品时,要全员试吃

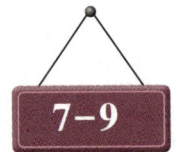

7-9 可以宣扬"那位艺人来光顾过"吗

网络上充斥着各种各样的名人信息。但是，未经他们同意，店铺不得在社交网站上撰写关于他们的内容。

如果被允许在店里张贴签名纸

有些店的墙上和天花板贴满了签名纸。不只有艺人的，还有高中棒球选手、电视台播音员等名人签名。好像一旦来光顾的顾客中，有小有名气的人物，店铺就会要签名，然后贴在墙上。

针对这种索要签名，然后贴在墙上的行为，我认为如果已获得他们的同意，可以将签名照片以及配文"今天〇〇先生/女士来光顾啦"发到网上。**获得可以上传网络的允许很重要**。

反之，如果店铺没有索要签名，且从未与名人交谈过，就直接在网上发布"一位名人与另一位年轻女性进店光顾"的内容，或者接受八卦周刊的采访，在我看来，这无疑会导致店铺信誉尽失。

面对八卦周刊的采访

如果发现有可疑人物把车停在店外，并用望远镜窥探店内，您会怎么处理？

新冠防疫措施规定，餐饮店"晚上 8 点之后不允许营业"，以及去餐厅就餐的同行顾客不许超过 5 人。假设可疑车辆和人员是媒体，即使店内名人没有破坏新冠防疫规定，但若被拍到照片，也存在被夸大报道的风险。然而，我们无权要求停在公路上的车辆离开。此时，**我们能做的就是，让顾客从背对拍摄方向的后门离开**。

隔天面对周刊记者的采访，有些店会说很多。但我认为，不应该将顾客的事情告诉其他人。

有名人光顾时？

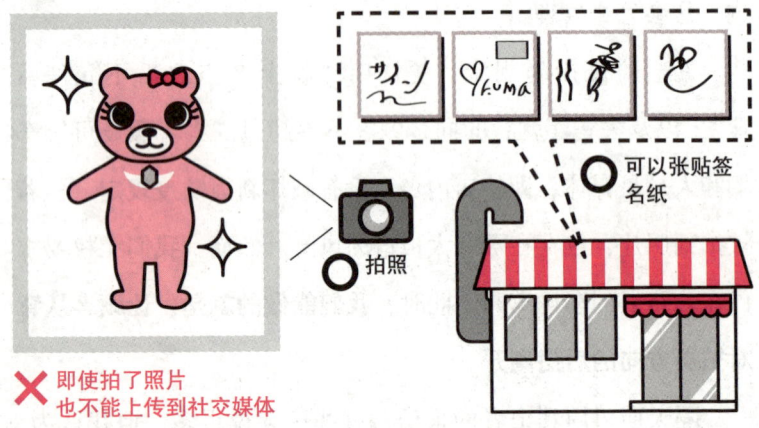

❶ 哪些可以做？哪些不能做？

○ 拍照

○ 可以张贴签名纸

✘ 即使拍了照片也不能上传到社交媒体

❷ 如果被记者盯上？

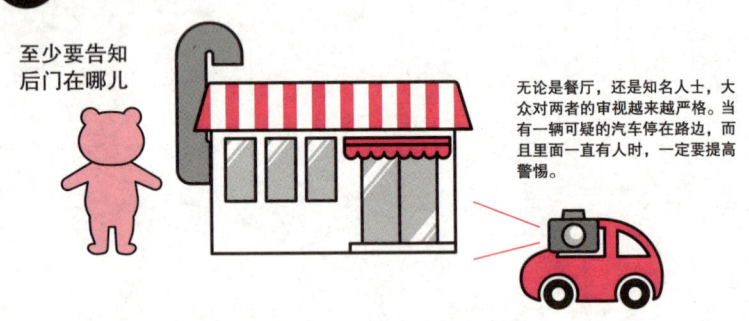

至少要告知后门在哪儿

无论是餐厅，还是知名人士，大众对两者的审视越来越严格。当有一辆可疑的汽车停在路边，而且里面一直有人时，一定要提高警惕。

Point

1. 为了避免被说是"嘴很松"的餐厅，应该注意些什么？
2. 突然有电视台采访，应该如何应对？
3. 如果有周刊记者在店前盯梢，应该怎么办？

Column

食物中毒的原因：弯曲杆菌

细菌形象	
主要存在位置	家畜家禽的肠道内 食用肉类、脏器
特点	极其不耐干燥环境 正常加热烹饪处理，可杀死细菌
潜伏期	长，1~7天
症状	发热、疲惫、头痛、恶心、腹痛、腹泻、便血
可引起食物中毒的食材	食用肉类（尤其是鸡肉） 饮用水、生蔬菜 由于潜伏时间长，很多时候无法辨明
注意事项	对烹饪工具进行热水消毒，并充分干燥 防止肉与其他食品接触 在处理食用肉类和鸡肉时，做好卫生管理，注意预防交叉污染 充分加热肉类（65℃以上，几分钟）

Point

1. 了解可能引起弯曲杆菌食物中毒的食材
2. 了解工作人员的何种行为可能引起弯曲杆菌食物中毒
3. 理解可能引起弯曲杆菌食物中毒的外卖注意点

第 8 章

HACCP 要求的『记录』方法
——记录什么？如何记录？如何使用？

想必大家已经知道在 HACCP 中记录的重要性了。

然而，貌似很少有人理解记录什么、如何记录，以及目的是什么。

8-1 发生事故时,能否追溯到食材

如果顾客说"米饭里有石子",沿着账单和记录追溯,能查到是何时进货的大米吗?

能够从顾客往源头追溯是非常重要的

给顾客食用的便当系上一根纽带。一拉动便当,配送员、包装材料批次、烹制员工、食材到货时间等全部记录,便会随着纽带浮出水面。就像节日集市上的抽签绳一样,一拉动绳子,大米的分拣记录就会像抽中的礼物一样,出现在眼前。这就叫做可**追溯**,即一追溯,甚至可以追到大米通过色选机的分拣记录。

大米色选机是通过传感器一粒一粒甄别大米,分拣出石子等异物的机器。

如果大米色选机没有问题,那么在米店经手的阶段,米中应未混入石子。剩下的环节便是洗米以及盛饭阶段了。

确认食材供货商的记录

通过确认大米色选机分拣异物这一阶段的检查记录,米店确认是否有实施异物分拣工作,在此基础上,对厨房进行检

查。与配送人员确认配送过程中是否有混入石子的可能，以及配送中是否遇到了异常情况。此外，应请顾客展示米饭中发现的石子，确认当天便当的包装、保鲜膜的状态、防止二次包装的封签的状态等。全部调查完毕后，提供调查单和记录，向顾客进行说明。解释到如此程度，应该可以获得顾客的理解了。因此，**保持账单和记录诚实透明，非常重要**。

如果无法获得顾客的理解，可以将石子送去专业分析机构，调查何处有此石子。但调查需要花费金钱，而且很多时候结果并不尽如人意，所以带着诚实透明的记录向顾客说明，获得顾客的理解，尤为重要。

建立一个可追溯的机制

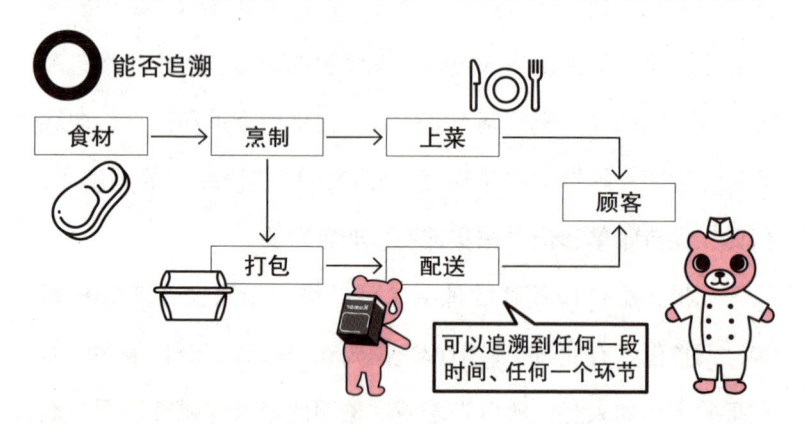

○ 能否追溯

食材 → 烹制 → 上菜 → 顾客
食材 → 打包 → 配送 → 顾客

可以追溯到任何一段时间、任何一个环节

✗ 必须调查到食材供应商

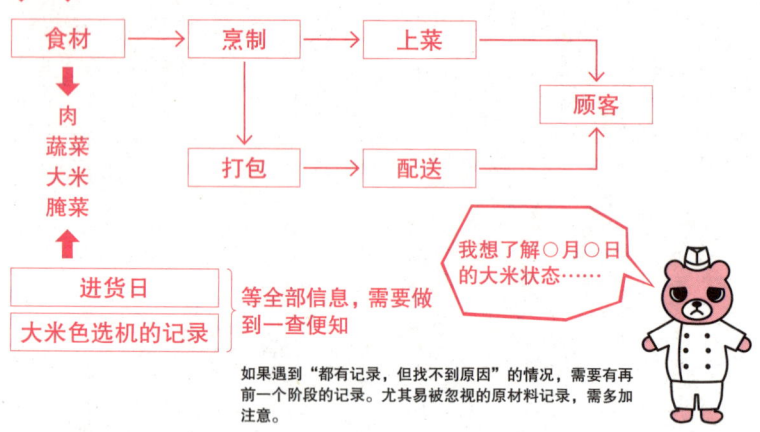

食材 → 烹制 → 上菜 → 顾客
食材 → 打包 → 配送 → 顾客

食材 ↓ 肉、蔬菜、大米、腌菜 ↑ 进货日 / 大米色选机的记录

等全部信息，需要做到一查便知

我想了解○月○日的大米状态……

如果遇到"都有记录，但找不到原因"的情况，需要有再前一个阶段的记录。尤其易被忽视的原材料记录，需多加注意。

Point
1. 今日所用食材，都有记录
2. 有入货时间记录
3. 可以调取食材供应商的分拣记录

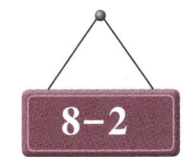

8-2 能否追溯到员工的健康状态

如果顾客出现食物中毒症状，店铺能否清楚地知道食物分别是由谁进行配送、装盘、加热烹制的？

人为因素占比大

在食物中毒的原因中，人为因素（烹制员、装盘员、配送员等）占比比较大。

便检结果只能确认便检当天的人员健康状态。发生食物中毒事件时，需要确认当天员工的健康状态，检查是否有发热、腹泻的员工。

如果顾客出现腹泻等症状，请确认所有相关人员的便检结果和员工的感染情况。

为了防范发生食物中毒，供给学校等机构的米饭、菜品需全部留存样品，以备检查。

餐厅难以保存所有餐食的样品，所以需要提前与便检机构(餐厅员工日常便检服务机构)协商，保证一旦发生问题，可立即进行便检。**如有顾客反馈出现腹泻，应立即向卫生管理局报告**，并拿着员工近期的便检结果等资料，向卫生管理局咨询如何处理。

是否有预防混入毛发的措施？

吃饭时发现食物中有毛发，会让人心情跌入谷底。

如果发现员工的头发有掉进便当的风险，或装盘员的手腕汗毛过长，工作人员应相互提醒，防止毛发掉进食物中。

长头发员工应将头发绑好，并戴上帽子。注意，**不是用帽子遮住头发，而是先将头发绑好，再戴上帽子**。此外，专业厨师应提前去除工作服盖不住的手臂、手背以及手指的汗毛。试想如果看到为自己捏寿司的大厨手指上有汗毛，会不会觉得很恶心？

工作时，想象着顾客一直在自己的眼前，而注意着装等一切细节，非常重要。

第 8 章 | HACCP 要求的"记录"方法

还要建立一个可追溯到"人"的机制

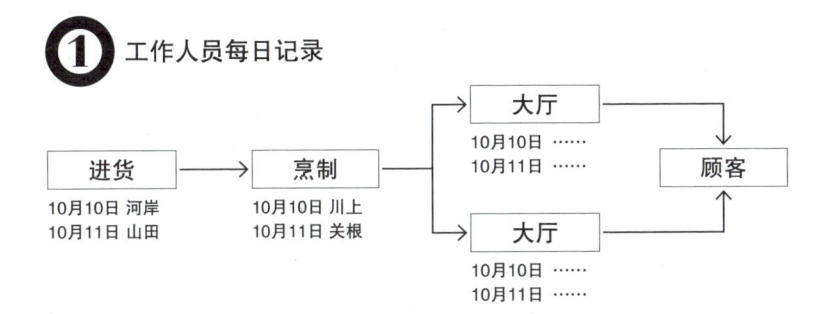

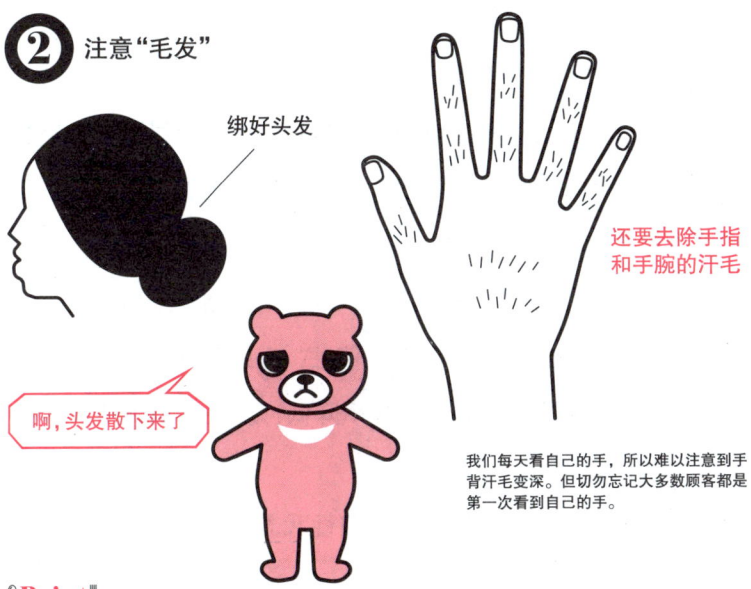

❶ 工作人员每日记录

```
进货    →    烹制    →    大厅
10月10日 河岸    10月10日 川上    10月10日 ……
10月11日 山田    10月11日 关根    10月11日 ……
                              → 顾客
                  大厅
                  10月10日 ……
                  10月11日 ……
```

❷ 注意"毛发"

绑好头发

还要去除手指和手腕的汗毛

啊,头发散下来了

我们每天看自己的手,所以难以注意到手背汗毛变深。但切勿忘记大多数顾客都是第一次看到自己的手。

Point

1 是否每天确认并记录员工的健康状态?
2 员工在工作中身体出问题时,是否进行了记录?
3 工作中是否注意到了头发、手腕汗毛等细节?

261

8-3 记录应保存多久

营业额、客户数量和预订记录等，要半永久性保存。HACCP 的记录保存越久，越方便分析。

食物中毒有潜伏周期

食物中毒既有食用后马上发病的，也有第二天发病的，还有两周后才出现症状的。因此，温度、员工健康情况、原材料等记录，需要至少保存 1 个月。

从另一个角度来说，**如果没有保存难度，应尽可能长期保存**。通过分析冰箱一年的温度记录，会发现气温和滤网的清洁程度可以影响冷冻性能等趋势。同样，常年保存员工的健康记录，会发现员工在 2 月易患感冒，这有助于调整出勤班次。通过生菜等蔬菜品质、价格记录等信息，有助于分析发现梅雨季节价格升高，易混入虫子＝良品率降低，从而认识到蔬菜沙拉宜多用其他蔬菜。

通过分析，记录可以变成战略性武器。

将记录汇总

留下蔬菜采购单据，不仅是品质管控的要求，也是税务和会计处理的要求。采购票据不宜分为 HACCP 专用、会计处理专用等多个版本，应保存涵盖了会计需要的全部事项的唯一一种采购单据。

蔬菜的采购单据应记录产地、变色情况、是否有虫子等全部信息，并进行保存。

如果厨房自己加工蔬菜、制作冷冻配料，或者使用自制果酱等，应记录菜品和所用蔬菜的收货日期，以便将二者联系起来。**这些记录的保存期限应与税务记录的保存期限相同。**

顾客的投诉和赞美，都是顾客的"礼物"。重要的是，即使对于投诉，也要将这些"礼物"保存下来。只要餐厅还在，就不要忘记它们，并充分利用起来。

记录保存与注意事项

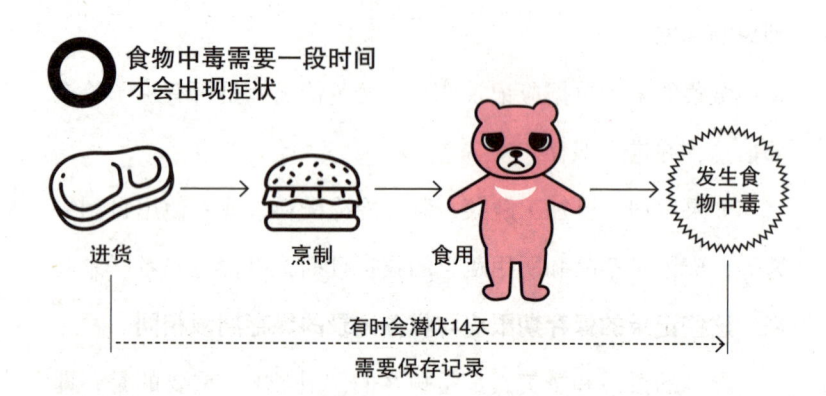

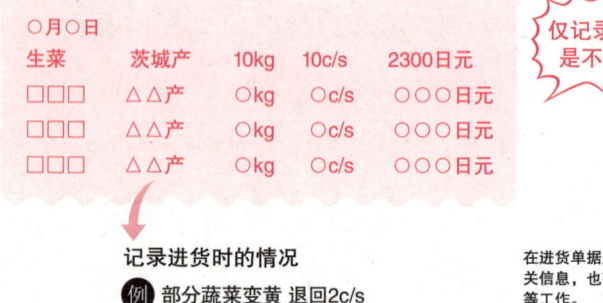

○ 食物中毒需要一段时间才会出现症状

进货 → 烹制 → 食用 → 发生食物中毒

有时会潜伏14天
需要保存记录

✗ 蔬菜进货单据上还要记录蔬菜状态

○月○日				
生菜	茨城产	10kg	10c/s	2300日元
□□□	△△产	○kg	○c/s	○○○日元
□□□	△△产	○kg	○c/s	○○○日元
□□□	△△产	○kg	○c/s	○○○日元

仅记录这些是不行的

↓ 记录进货时的情况

例 部分蔬菜变黄 退回2c/s

在进货单据上记录食材的全部相关信息,也有利于后续会计处理等工作。

Point

1. 是否了解食物中毒的潜伏周期?
2. 旧货是否被冷冻并重新利用?
3. 是否了解税务记录的保存期限?

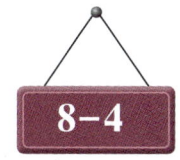

8-4 是否有设备维修记录

我们更换汽车零件时会收到一份维修履历。餐厅也要制作这种文件——维修记录。

是否有滤网等零件的更换记录

像汽车玻璃清洗液一样，厨房中有什么东西需要定期补充吗？洗碗机的洗涤剂需要多久补充一次？需要准备多少洗涤剂库存？是否有更换记录？

假设更换周期长于更换记录保存时间，当洗涤剂用量减少时，要考虑也许是洗涤剂已用光。

洗手液也一样。当补充量变少时，可能存在员工未按规定洗手的情况。类似于汽车轮胎，餐厅是否整理了使用一段时间后需要更换的物品清单？例如，净水器和制冰机滤网等，需要定期更换。**应在设备附近贴上计划更换日期，让人一目了然。**

遇到故障后，是否有联系方式？

要使用电饭煲时，发现电饭煲坏了，而且店里只有一台电饭煲。我们需要提前思考当唯一一台烹饪设备遇到故障时，应如何处理。如果是电饭煲，可以提前考虑应对方法，例如能否从附近员工的家里借用。

此外，设备维修记录中还应记录电饭煲维修方的联系方式，以及送修时可否借用临时电饭煲等。

重要的是，即使厨房负责人不在，也有明确文件指导发生问题时的处理方法。此外，**还应思考在盂兰盆节和新年等公共长假期间，应如何应对。**

为避免让餐厅陷入无法营业的尴尬境地，还需要训练员工用锅煮饭的技能。

您的餐厅即使电饭煲坏了，也能正常煮饭吗？

第 8 章 | HACCP 要求的"记录"方法

正因为有维修记录，才能保证安全

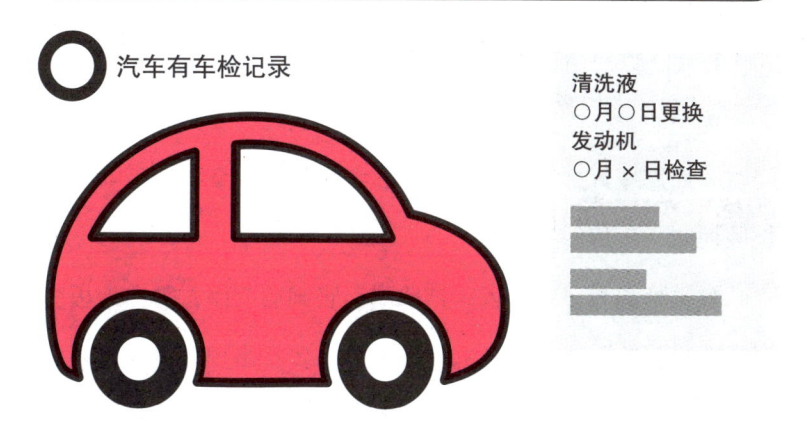

○ 汽车有车检记录

清洗液
○月○日更换
发动机
○月×日检查

✗ 没有联络方式的记录是不合格的

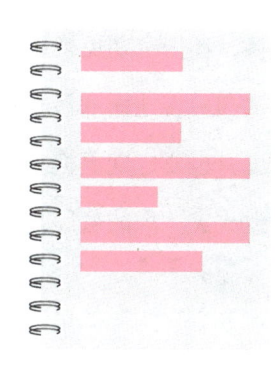

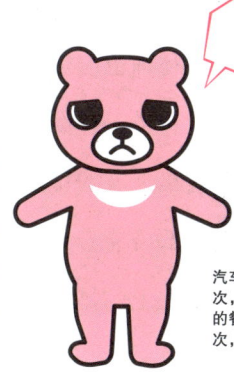

无法找人维修啊

汽车约每5个月去保养店检查一次，每两年车检1次。如果我们的餐厅还要犹豫每年是否检查1次，未免令人汗颜。

Point
1. 是否掌握了洗涤液的合理库存量？
2. 是否掌握了杀菌灯的更换时间？
3. 是否时常考虑遇到设备故障要如何应对？

267

8-5 有清洁记录吗

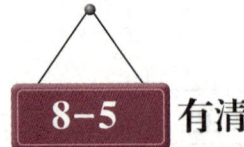

像记录洗车日期、清洗方式、车蜡等一样，厨房也要有清洁记录。

明确下次清洁时间

如果地板打了蜡，需定期除蜡，否则会变黑，需在地板变黑之前进行除蜡工作。比如汽车轮胎，要在出现打滑迹象时进行更换，而不是等到爆胎后。还有一种思路是，无论是否出现打滑迹象，行驶约五万公里后，都应更换轮胎。**大厅的地板也一样，需要在顾客指出之前，就擦拭得发亮。**

我认为卫生间的马桶也应定期更换，还需定期更换厨房排风管道的滤网，以及在员工摔倒前，清扫厨房地面油污。

此外，烤肉店餐桌上方的排烟管道，也要定期更换。如果常年不更换，管道内部可能着火，导致火灾。您的餐厅是否定期更换厨房和大厅餐位上的排风滤网呢？

如有异常，计划提前

如果地面明显变脏，您的餐厅会提前实施原定的清洁计划吗？同样，如果洗碗机水垢明显，需提前清除水垢。因为水垢堆积后，洗碗机清洗能力会下降，可能导致顾客投诉。别忘了提前在设备清洁记录中，留下水垢清除剂名称、从何处购买、如何使用的信息。

每次买进新设备，都需充分听取并记录如何清洗、使用何种洗涤剂等信息。买了铁制煎锅和中华炒锅后，第一次怎么用，会大大影响之后的易用性。

您厨房中的设备和用具，是否整洁干净？是否有清洁操作手册？

留下清洁记录

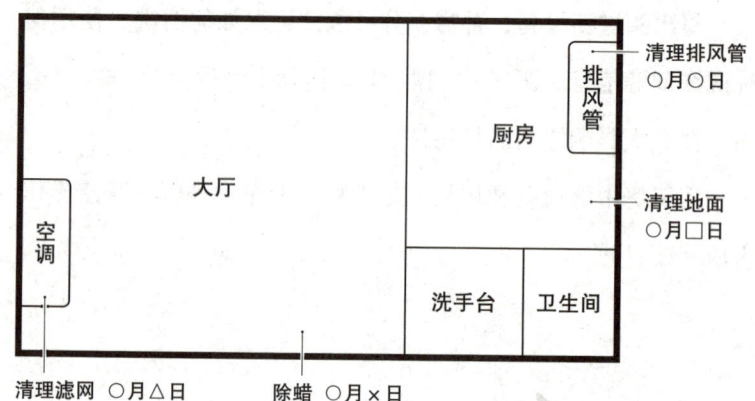

① 明确下次清洁时间

```
          |  排风管 — 清理排风管 ○月○日
   大厅    |  厨房
          |       — 清理地面 ○月□日
  空调    |  洗手台 | 卫生间
```

清理滤网 ○月△日　　除蜡 ○月×日

② 清洁顺序

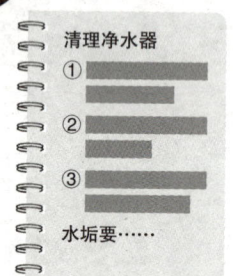

清理净水器
① ——
② ——
③ ——
水垢要……

制作清洁手册

○ 如有异常，计划提前
✗ 已有异常，还按原定计划

制订计划，定期清洁。编制操作手册，让任何一位员工都能实现同等清洁效果。

Point

1 规定大厅地面的除蜡工作时间
2 如果明显变脏，灵活应对
3 各设备均有清洁杀菌手册

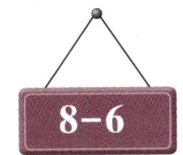

8-6 食品专业人士每天都会做记录

> 雨季来临前,清理排水沟。台风来临前,整理好易被吹飞的物品。做好每个季节的准备工作,很重要。

年末不会突然来临

有些店铺到了年末,会遇到兼职员工无法上班的情况,原因是"再工作会超出个人所得税中因抚养家人所扣除的收入上限"。其背后的原因是,夏季兼职员工排班过多,导致12月份无法轮班。

年末不会突然来临。只要观察一下去年的日志,认真反省,就不会重蹈覆辙。

假如有位顾客在每个月发薪日,都会来店里点一份牛排和一杯红酒。注意,如果每个月味道都一样,顾客的惊喜感会逐渐变淡。厨师的烹饪能力每月都应有所进步。

要让顾客觉得好吃,需要一点一点变得更美味。为了让顾客每月都觉得好吃,需要每天进行记录。

您有每天记录,并逐渐进步吗?

酷暑不会突然来临

有人说,为了适应酷暑,出汗练习是必要的。每年夏季都会来临,也就是说,每年都需要进行出汗练习。

假如有一家人每年在孩子过生日时,都来同一家餐厅吃饭。今年孩子 6 岁了,也就是说这一仪式已经坚持了 6 年。**我们能够让这一家人觉得一年比一年更好吃吗?**

餐厅设备、墙壁和天花板在逐渐变旧,我们可以让顾客感觉不到店铺老旧,想要明年再来吗?要做到这一点,需要查看这家人过去六年的用餐记录,并思考如何提供超出顾客期待的服务。

面对那些预约来店的顾客,和那些即使一年只来一次但每年都光顾的顾客,餐厅的食物超越他们的期待了吗?

第8章 | HACCP 要求的"记录"方法

通过记录，不断进步

每天、每周、每月都在进步吗？

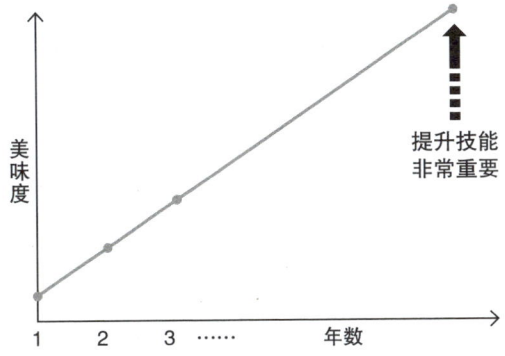

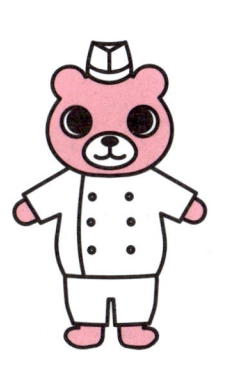

提升技能非常重要

美味度 / 年数

"记忆中的味道"也需要更新

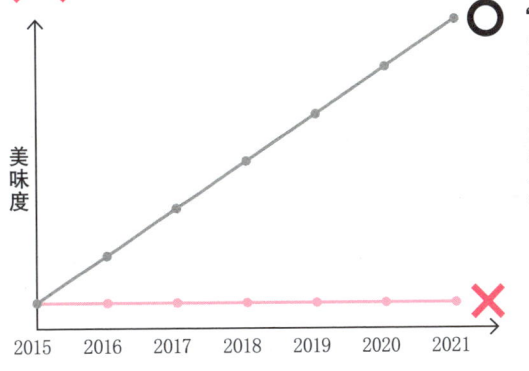

"记忆中的味道"会让人觉得更美好，我们需要每年都比上一年做得更好吃

如果有客人说"年少时吃到的味道更好"，那一定是有记忆的加成效果，提供比记忆加成后的味道还好吃的东西，非常重要。

美味度 / 2015 2016 2017 2018 2019 2020 2021

Point

1. 掌握每月要准备什么
2. 掌握每周要准备什么
3. 实实在在感受到自己每年的进步

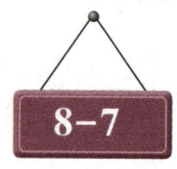

8-7 员工也需要成长吗

无论何事，只要每日练习，都会加快进步。您每天会做些什么来提升烹饪技能呢？

员工可以有梦想吗

无论是厨师，还是大厅服务人员，都一样。大家希望每年在工作上都有所进步，收入上有所提升吗？一旦有"还是算了，拿最低工资也行"的想法，就难以进步。

经常有人说"这些不是经营负责人要考虑的事吗"，但是，**要提升收入，积极向经营层、店主、店长提案，是非常重要的**。积极提议新方案，提升店铺营业额，最终就能实现自身收入的提升。收入增加，是自己进步的证明。

要有一个"5年赶上○○前辈，10年后开一家自己的店"的梦想，有一个用来证明自己成长了的梦想。哪怕是"10年后年收入达到1000万日元"的梦想也可以。你有10年后的梦想吗？

有什么固定训练动作？

日本举办橄榄球世界杯时，固定训练动作（routine）一词流行开来。即在进球之前,双手合十,退后几步踢球这一训练动作。

你为了提升自身的烹饪技能,每天早上从起床后到进店上班前,有什么固定训练动作吗?这一固定训练动作是否每年都在调整,并已显现效果?

可能会有人觉得,提升烹饪技能跟早上起床后干什么没有关系。然而,早上的活动对于保持味觉、健康非常重要。

如果希望今年比去年有进步,但不知道应该怎么做,可以虚心请教前辈。

有前辈和师父关心你的成长吗?

如何才能成长

① 有一个10年后的"自己的梦想"

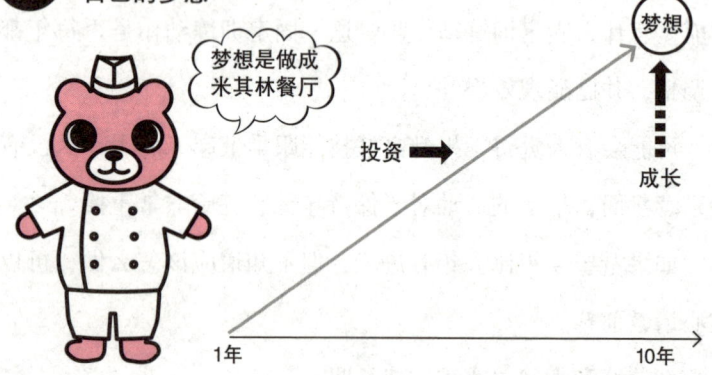

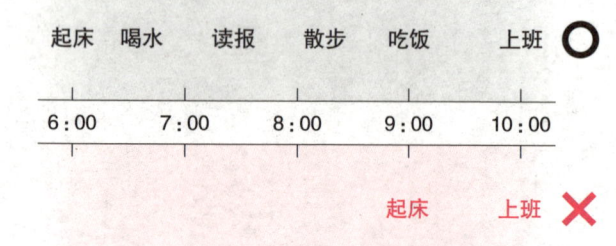

梦想是做成米其林餐厅

投资 → 成长 → 梦想

1年 ────────── 10年

② 上班前就已开始

起床	喝水	读报	散步	吃饭	上班	○
6:00	7:00	8:00	9:00	10:00		

起床　　上班　✗

如果通勤要花40分钟，上班前一小时起床，收拾准备花20分钟，那么未来进步之路会充满波折。应早睡早起，以最佳状态投入工作。

Point

1 是否感觉到自身在成长？

2 每天做些什么来实现成长？

3 能否虚心请教他人？

Column

食物中毒的原因：蜡样芽孢杆菌

细菌形象	
主要存在位置	广泛存在于土壤等自然界中
特点	会生成毒素 100℃加热30分钟也不会杀死芽孢，家用杀菌消毒药物对杀灭蜡样芽孢杆菌无效
潜伏期	呕吐型：30分钟~3小时 腹泻型：8~16小时
症状	腹泻、呕吐、恶心、腹痛、高烧38℃及以上
可引起食物中毒的食材	呕吐型：抓饭，意大利面 腹泻型：肉、蔬菜、汤、便当等
注意事项	不要煮完米饭和面条后长时间放置 做好谷物食品后，不要常温放置，保存温度应低于8℃

Point
1 了解可能引起蜡样芽孢杆菌食物中毒的食材
2 了解工作人员的何种行为可能引起蜡样芽孢杆菌食物中毒
3 理解可能引起蜡样芽孢杆菌食物中毒的外卖注意点

第9章

被称为『优质好店』的重要因素
——为了保持人气满满、常客不断的状态

餐厅的理想状态是『长久不衰，备受青睐』。

本章总结了成为备受常客和回头客青睐的『好店』的要素。

9-1 是否时常思考 30 年后店铺的模样

您的餐厅里有多少连续光顾了 30 年的客人？

老顾客变多了吗

有家位于地方城市车站前的居酒屋，里边几乎全是退休了的高龄顾客。顾客和店主亲切交谈，店内氛围十分温馨。但店内几乎没有首次光顾的客人。如果这种情况一直持续下去，不用等到 30 年后，餐厅就会陷入门可罗雀、生意惨淡的困境。而且这家店里的员工几乎都与顾客年龄相仿。

经营餐厅，需要一直思考如何吸引新顾客。在网络时代，让我们伸长自己的触角，了解顾客需要什么吧。

员工对自身职业发展的需求与店铺的想法是否一致？是否存在让立志于打磨烹饪技艺的员工在大厅工作的情况？头号员工是否已经开始考虑独立开店，却还未培养接班人？

是否实施建筑和设备维护

建筑变老，可以是古色古香，也可以是"旧得不像个餐厅"。有时候空调设备老旧，顾客进店就会闻到霉味。霉味可能不是来自空调系统本身,而是来自渗入天花板、墙壁等处的霉菌,或者是壁纸与墙壁之间的霉菌。**重要的是,不要以旧为趣味,要注意定期维护**。

看一家餐厅的卫生间,就能知道店家的经营态度。应该将卫生间的马桶更换成最新款,这样可以让顾客身心愉快。

不能使用有缺口的水杯和餐具。如果餐桌桌面有破损,无法擦得干净发亮,应该更换或修理。

开一家能持续30年的餐厅的关键

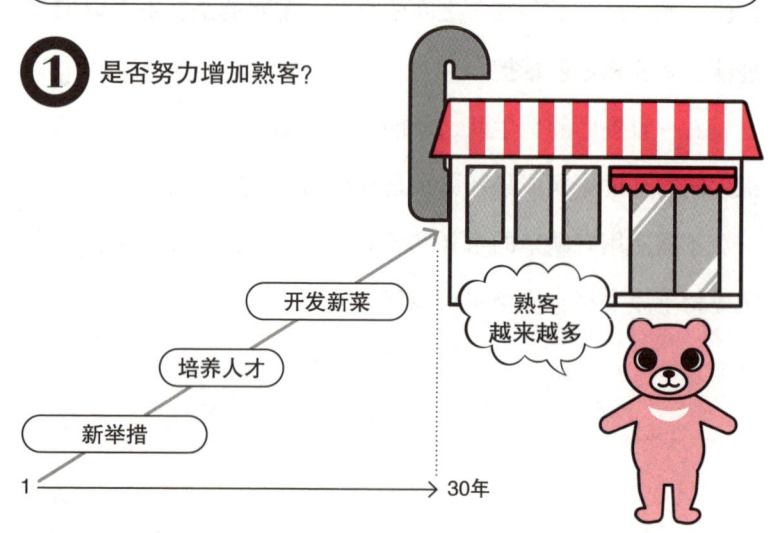

① 是否努力增加熟客?

开发新菜

培养人才

新举措

1 → 30年

熟客越来越多

② 设备维护

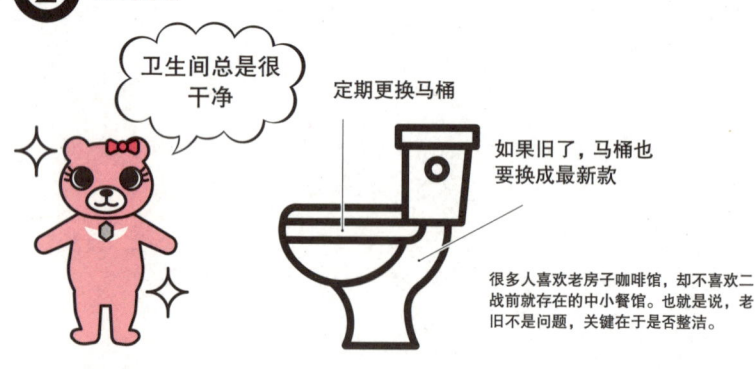

卫生间总是很干净

定期更换马桶

如果旧了,马桶也要换成最新款

很多人喜欢老房子咖啡馆,却不喜欢二战前就存在的中小餐馆。也就是说,老旧不是问题,关键在于是否整洁。

Point
1 每年都有新顾客变成老顾客吗?
2 是否时常思考员工30年后的样子?
3 是否每年都进行建筑和设备维护?

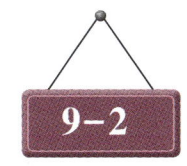

9-2 为员工创造一个良好的工作环境

员工的离职率降低了吗？工作多年的老员工越来越多了吗？

厨房电气化

对于在厨房工作的员工而言，改善酷暑时节的工作环境，十分重要。**考虑到员工的身体健康，以及为了食品安全，应该将厨房调节到一个适宜工作的温度**。为此，应该将厨房中的炊具从燃气型变成电气型，优化排风管等通风换气装置，安装空调。

考虑到清洁过程中的安全问题，厨房正常工作时，不应清洁隔油池。如果有人掉进隔油池，可能造成严重伤害。清洗隔油池和更换通风管道过滤网的工作，应在厨房工作结束后，交给专业人士处理。

同样，大厅地板的脱蜡、清扫和打蜡工作，也应安排在营业结束后，交给专业公司处理。

卫生间方便清扫吗？

小便器和马桶浮于地面，便于清理卫生间地面。如果无法更换马桶，安装高度为 15cm 的踢脚线（同地面相同材质），也会使地面清洁变得更容易。**让我们时常思考如何使当前的工作更轻松、更便捷，并导入最新的设备吧。**

员工工作中有一项是收银业务。改善营业结束后的结算交账工作，可能是创造良好工作环境的最重要一面。遇到现金对不上账，且无论计算多少次都对不上时，会让人无比烦躁。

推进无现金支付、信用卡支付、电子支付，可以让员工从准备零钱、结算交账的工作中解放出来。最终店内无现金，员工可以专注在顾客服务上，空闲时还可以打磨自身技能。

第9章 | 被称为"优质好店"的重要因素

打造良好的工作环境的秘诀

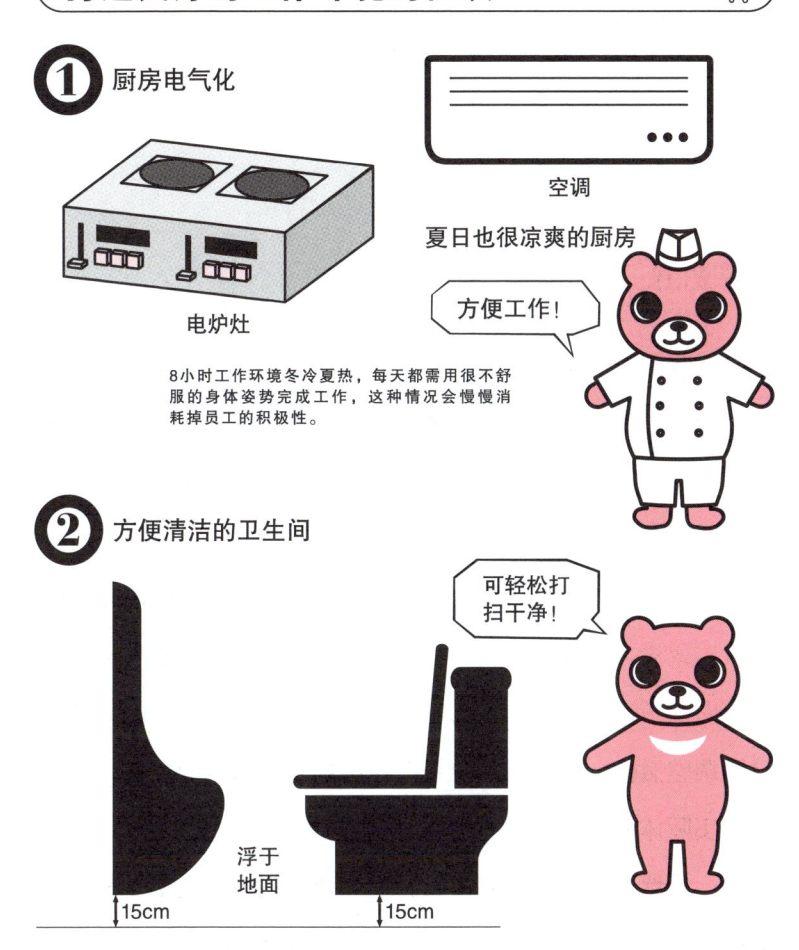

① 厨房电气化

电炉灶

空调

夏日也很凉爽的厨房

方便工作!

8小时工作环境冬冷夏热,每天都需用很不舒服的身体姿势完成工作,这种情况会慢慢消耗掉员工的积极性。

② 方便清洁的卫生间

可轻松打扫干净!

浮于地面

15cm　15cm

Point

1. 是否思考如何改善厨房的工作环境?
2. 是否考虑将隔油池的清洁工作交给外部专业人士?
3. 是否思考将卫生间打造得更便于清洁等?

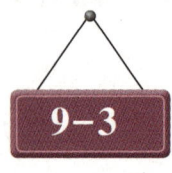

9–3 中学生想来店里实习吗

中学生实习以体验生活为目的的话，餐厅是人气之选。留下一个好印象，让他们口耳相传"那地方很不错"吧。

被感谢的工作

能收到顾客的"谢谢""很好吃"等反馈的工作并不多。能让顾客花钱买单，并在顾客离开时，收到正面表扬，是一件很开心的事情。要做到这一点，唯一的办法就是保证料理美味可口。

只要稍加巧思，食物就会变得更美味。烤鱼时，用专业烤鱼机器或炭火的远火烤制，巧妙撒盐，就可以让烤鱼变得更美味。向孩子们解释为什么店里的烤鱼比家里的好吃，告诉他们只要调整撒盐方式，在家也可以做出好吃的烤鱼的方法，并让他们实际体验如何烤鱼，发出"哇，原来可以这么好吃！"的感叹。**虽然只是一种实习体验，但让孩子们体会到享受美食的幸福，很重要**。实习结束后，学生们会发自内心地说出，"真的好好吃啊"。

将可打磨发亮的东西作为纪念品送出

通过餐厅工作,教育大家为了未来的地球环境,从现在起,用可常年使用的东西。

教育大家打扫地面、玄关、擦玻璃时,不要使用新买的抹布,而应该使用旧衬衫、旧毛巾等。

此外,也可以让他们知道,即使地面看起来没脏,打扫玄关的话也会发现新的灰尘和垃圾。

让孩子们实际体验大厅地面擦干净后会发亮,每天用刀前磨刀,可以把菜切得更漂亮,以及使用很锋利的刀,寿司会更好吃。亲身体验,实际感受,就会留下一份美好的回忆。

如果可以,把一把非一次性刀具赠送给孩子们作为纪念品,将成为他们一生的珍藏。

接收实习体验生活的学生时？

① 提供"美食"的制作体验和食用体验

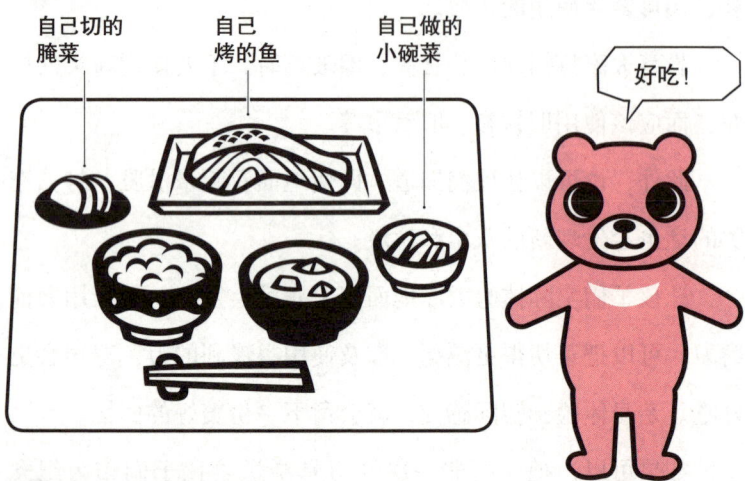

自己切的腌菜

自己烤的鱼

自己做的小碗菜

好吃！

② 将可打磨发亮的东西作为纪念品送出

将刀具磨亮

可以让他们体验擦地面、磨刀具

让学生实习体验生活。比起告诉他们"工作的难"，不如传递"工作的快乐"，让大家觉得餐厅＝美味、洁净、创意。

Point

1 是否从事着被顾客感谢、赞美"很好吃"的工作？

2 知道顾客期待什么吗？

3 能否说明将工具打磨发亮、持续使用的重要性？

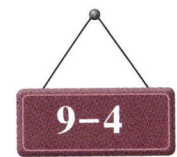

9-4 是否向员工展示了目标与梦想

"为什么要辞职?""在这里再工作下去,也没什么未来",你是否从员工那里经常听到这样的答案?

是否拥有短期梦想

如果问员工"在工作上有什么梦想",你会得到具体的答案吗?为了给员工树立一个短期内的"梦想",例如"可以正确处理鱼""创造出只有自己才能做出的味道"等,应在与员工的日常交流中,加强引导,例如提示员工"你可以试着这样做,一定会做出那样的结果"。虽然和体育一样,料理也有明确的竞技类别,但普通人很难实现那样的高度,所以展示阶段性目标非常重要,例如具体希望在工作上做到什么水平。

在薪资制度方面,比起按照工作年限涨薪,不如以能力为标准,当员工达到某种能力时,就给员工涨薪,这样的薪资体系会激励员工打磨自身技艺。

是否始终有一个 10 年后的梦想

同样重要的是,每年新年时,与员工谈一谈 10 年后的梦想。在年初也可以，重要的是对员工提出具体目标，比如"10年后，你应该准备好资金，开一家自己的店"。接下来的部分更加重要，为了实现10年梦想，5年后要攒多少钱，技能应达到什么水平，以及寻找合适的区域和店面。在此之前，在个人生活方面，要找到另一半结婚。诸如此类，展示出具体的实现步骤很重要。

人可能无法一下子爬到顶峰，但一个台阶一个台阶地爬，就一定能爬上去。

如果他们气喘吁吁、筋疲力尽，还要告诉他们休息的重要性。您是否向他们展示了台阶尽头的梦想，并告诉他们只要一步一步向上爬，就一定能够到达梦想的高峰？

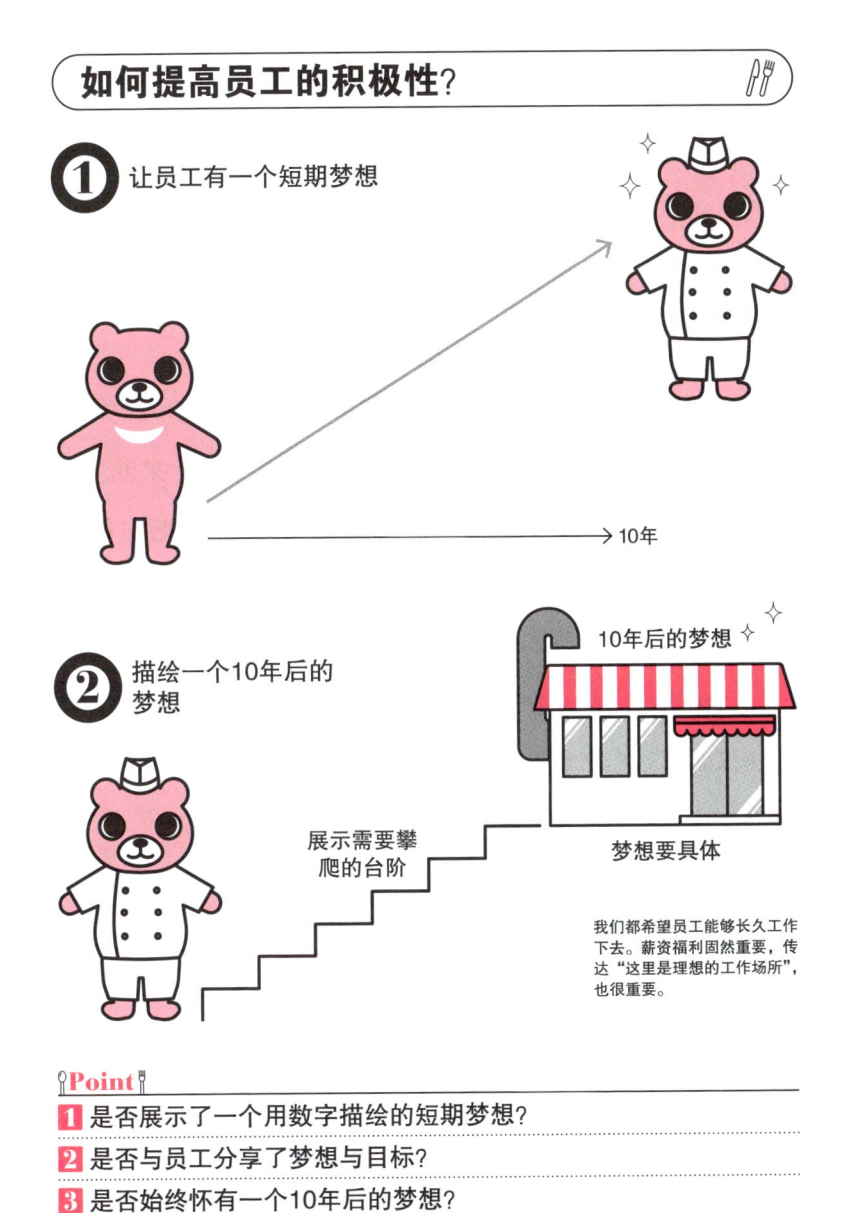

第9章 | 被称为"优质好店"的重要因素

如何提高员工的积极性？

❶ 让员工有一个短期梦想

→ 10年

❷ 描绘一个10年后的梦想

展示需要攀爬的台阶

10年后的梦想

梦想要具体

我们都希望员工能够长久工作下去。薪资福利固然重要，传达"这里是理想的工作场所"，也很重要。

Point

1 是否展示了一个用数字描绘的短期梦想？
2 是否与员工分享了梦想与目标？
3 是否始终怀有一个10年后的梦想？

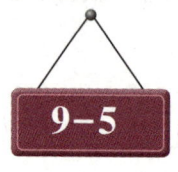

9–5 思考如何减少食物浪费

据说"日本人每天扔掉一个饭团"。我们应尽可能减少食物浪费。

食材应能用尽用

我从畜牧学科类大学毕业后,从事了很多年动物肉类相关工作。从学生时代开始,我就一直认为,**一些动物生来就注定被人类吃掉,所以我们能做的就是毫无浪费地把它们全部吃掉**。

对于牛肉,不仅要吃肉,牛筋、内脏和骨头也不能轻易丢掉。将肉搭配内脏和牛筋一起煮,味道更佳。我在德国时,曾将杀猪时的猪血做成香肠食用。

用鱼头和骨头等做汤,非常美味。

如果餐厅无法将丢弃的食材做成提供给顾客的菜品,何不思考一下能否用于做员工餐呢?

妥善应对突如其来的取消预订

如果大型宴会在临近举行前取消,会浪费大量食材和预制好的菜肴。顾客不告知预订取消,直接不来的情况也时有发生。

为了提升预订的精准性，应确认联系方式，提前几天致电再次确认，以及**引入类似于标准合约的做法，例如当天取消收100%、前一天取消收50%违约金**。

如果顾客突然取消预订，导致大量处理好的食材用不完，可以在网上发布"今日特价"来吸引顾客，或向"儿童食堂"提供食物等，避免将食物直接丢进垃圾桶。

此外，餐厅从"食材准备过多"的状态，逐渐变成"今日此菜品已售罄"的"售罄通知"状态，也可以减少食物浪费。

减少食物浪费的方法

① 食材应用尽用

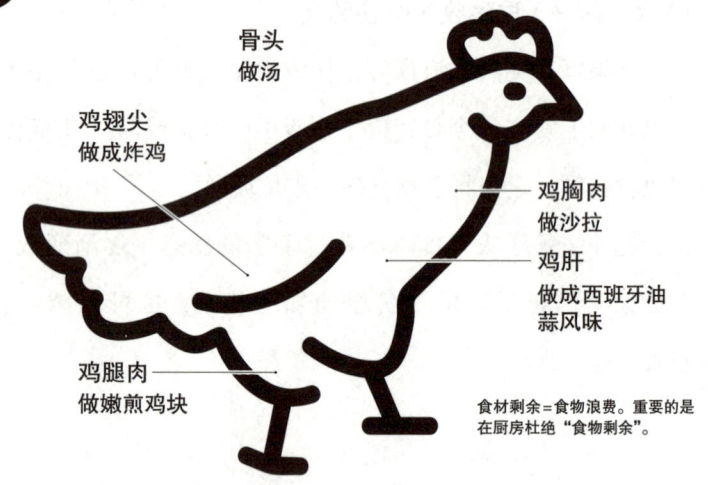

骨头
做汤

鸡翅尖
做成炸鸡

鸡胸肉
做沙拉

鸡肝
做成西班牙油蒜风味

鸡腿肉
做嫩煎鸡块

食材剩余=食物浪费。重要的是在厨房杜绝"食物剩余"。

② 建立突然取消预订的应对机制

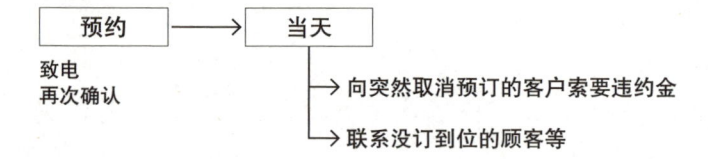

预约 → 当天

致电
再次确认

→ 向突然取消预订的客户索要违约金
→ 联系没订到位的顾客等

Point
1. 是否记录了垃圾产生量？
2. 是否努力减少厨房中的浪费？
3. 是否有预订突然取消的应对措施？

9-6 可以使用吸管吗

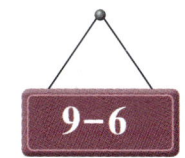

当下社会普遍推行吸管去塑料化。然而，有些店铺虽然将塑料吸管换成了纸吸管，但依然使用塑料杯。

是否掌握了有哪些一次性餐具

随着新冠疫情的蔓延，外带和外卖食品增多，塑料餐具也多了起来。

如果像昭和时代一样，外卖使用店内同款餐具，外送后可以回收，就不会产生塑料垃圾。但对于使用第三方外卖配送服务的餐厅而言，从店铺单向送达顾客，即完成配送，只能依赖于使用塑料制品。

何不从调查塑料制品开始做起，掌握有哪些塑料制品，如果丢进大海等大自然中，会如何分解。

第一步是，至少停止向店内用餐顾客提供一次性餐具，代之以可反复使用的餐具。

是否伸长了信息搜集的触角？

科学进步会不断催生新技术。

现在已经出现了看起来像塑料，但可以在自然界中降解的材料，由玉米等材料制成，即使丢在大海中，也可以降解。我们应全方位伸长自己的触角，搜集各种各样的信息。

假如在街上看到了有自己店铺商标的餐具垃圾，您会怎么办？

吃完从餐厅外带回家，如果可以把餐具扔进街边的垃圾箱，自然方便，但近些年，街边的垃圾箱逐渐减少。也许正因如此，近来街边多了很多塑料吸管垃圾吧。

要在店里禁止使用塑料制品，可能很难。但**也许可以从捡起店铺周围的垃圾做起**。

第 9 章｜被称为"优质好店"的重要因素

如何面对一次性餐具

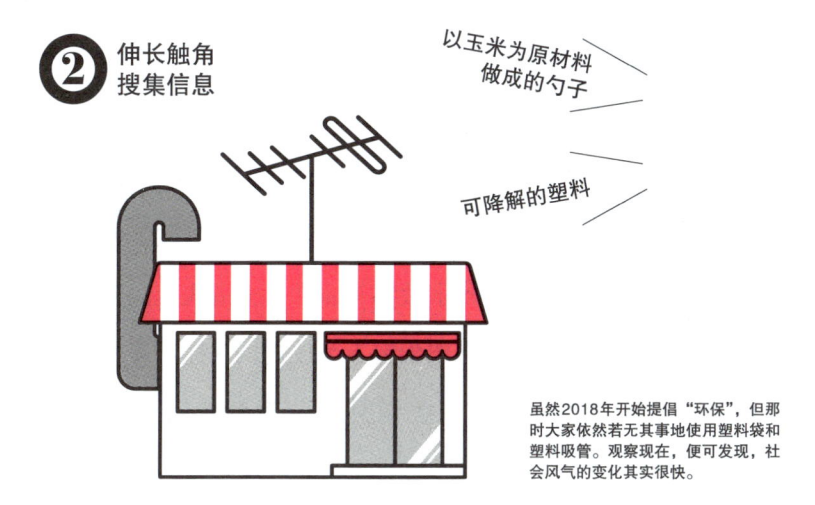

① 考虑到环保，应该使用可反复利用的餐具

塑料吸管 ⟶ 变成纸吸管

塑料餐具 ⟶ 只在外送不得不用时使用
不在店内使用

② 伸长触角
搜集信息

以玉米为原材料做成的勺子

可降解的塑料

虽然2018年开始提倡"环保"，但那时大家依然若无其事地使用塑料袋和塑料吸管。观察现在，便可发现，社会风气的变化其实很快。

Point
1 是否掌握了店里使用的一次性餐具的类别？
2 是否在思考如何减少一次性餐具？
3 是否积极搜集社会环保问题的相关信息？

297

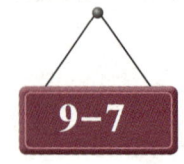

9-7 切勿忘记各种各样的宗教信仰

不同宗教，教义各不相同，如按时祈祷、斋戒、禁酒等。

宗教决定了教徒的饮食

在国外搭乘航班，订票时，航空公司会问我们对机内餐食的要求，登机后，也会听到相同的问题。餐厅也会详细询问对于肉类、配菜等有什么要求，因为对于有严格宗教教义的信徒而言，吃了禁忌食物比吃了过敏食物更严重。

像日本常出现的食品造假问题一样，**店铺打着"符合宗教教徒吃的牛肉"的幌子提供普通牛肉，即使道歉，也不会被原谅，这点要谨记**。很多宗教都有非常严格的规定，例如即使是杀菌也不能用酒精，猪肉牛肉不可放进同一冰箱等。

服务宗教教徒类顾客，关键是充分理解其宗教的基本思想。

饮食观各种各样

除宗教外，还有其他各种各样的饮食观。例如，不吃动物肉也不吃水果；不吃从树上采摘的水果，但吃从树上掉落下来的水果；不吃使用了化学肥料的食物；不吃使用了食品添加剂的加工食物等。

如果没有理解清楚顾客的问题，切忌含糊回答。

如果我们无法满足顾客的要求，应明确回复"很抱歉，小店无法提供符合您要求的食物"，并且如果附近有符合顾客要求的餐厅，应积极介绍。

为此，我们应注意搜集和确认附近可满足顾客特殊要求的店铺信息。

各宗教需注意的食材（一部分）

宗教	需规避的典型食材及注意事项
伊斯兰教	猪肉及以猪为原料的食物（食用明胶、猪脚、猪骨、猪肉汤、猪油等） 酒精 非猪肉类也需要经过清真加工，否则不能食用 许多人不喜欢鱿鱼、章鱼、鳗鱼和贝类 *食品加工方法（清真加工）必须符合伊斯兰教戒律，如餐厅能获得清真认证，会更容易向穆斯林顾客提供食物 *有些人看到猪都会感到反感，因此，如果餐厅有很多穆斯林顾客光顾，最好不要在菜单上放猪的照片、图画、猪肉照片等
印度教	牛肉及以牛为原料的食物（牛脂、牛油、牛尾等） 猪肉及以猪为原料的食物（食用明胶、猪脚、猪骨、猪肉汤、猪油等） 全部鱼类贝类 生物 鸡蛋 五辛（蒜、韭、薤、葱、兴渠） *牛是其崇拜对象，不可食用。猪是不洁之物，也不能吃，还要避免使用猪油和食用明胶等 *左手是不洁的，所以提供菜单时应使用右手
犹太教	没有偶蹄的动物（猪、马、兔）肉 猛禽类等24种鸟肉 无鳍无鳞的海鲜（章鱼、鱿鱼、虾、蟹、贝类） *只有符合犹太教规的犹太洁食才能食用。如果酒精和蛋类等属于犹太洁食，就可食用
基督教	许多教派没有特定的禁忌食材，但以下教派需要谨慎对待： 摩门教：酒精、咖啡、红茶、其他茶 基督复临安息日会：素食

注意：表中列举的只是各宗教禁忌食物的一部分，并非全部。

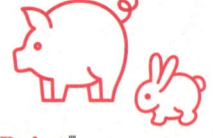

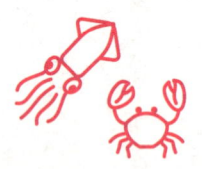

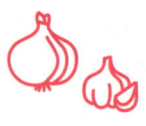

Point

1 顾客提问时，不要含糊回答

2 面对无法满足的要求，要明确拒绝

3 提前掌握附近哪些店可以推荐给顾客

9-8 动物福利是全球性趋势

动物福利（Animal Welfare）是指动物是否从出生起就生活得幸福的概念。

以鸡为例

在日本，大多数鸡都是笼养的。而且，大多数饲养场都在 60 cm×40 cm 的笼子内饲养 7 只鸡，即每只鸡的饲养面积仅有 343 cm^2，只达到欧盟要求的每只鸡饲养面积 750 cm^2 的一半。7 只鸡不能同时进食，也不能自由饮水，更别提刨沙子和在栖木上休息了。

我们吃的鸡蛋是在一种与动物福利相去甚远的理念下产出的。日本因曾经的一些政治贿赂问题，导致动物福利理念难以普及。

但我们不能忘记，全球趋势是要关怀动物。

您的餐厅在挑选鸡蛋时，是否选择在舒适环境中生存的鸡产的蛋？

以牛肉为例

大众普遍认为"雪花牛肉"更美味，这导致日本的牛肉逐渐发生改良。牛肉的另一个改良是，让受欢迎的肩通脊肉产量更多。

2011年福岛核电事故期间，有电视报道了饲养场主说"明天不出货，这些牛都会死"的画面。**对于那些"明天不出货，就都会死"的牛，我们吃得津津有味。**为了多获得"雪花"，饲养场故意让牛缺少维生素，导致牛失明，无法行走，然而我们却吃得津津有味。对于有很多"雪花"的雪花牛肉是否真的好吃，我也持怀疑态度。

最近出现了一些养兔子和猫的餐厅，还有餐厅在店里养猫头鹰。何不思考一下这些动物在被很多顾客触摸的环境中生存，是否真的快乐呢？

第9章 | 被称为"优质好店"的重要因素

是食材，也是生物

① 选择"幸福的鸡蛋"

在可以刨沙子的宽敞的饲养场，快乐生活的鸡产的蛋＝幸福的鸡蛋

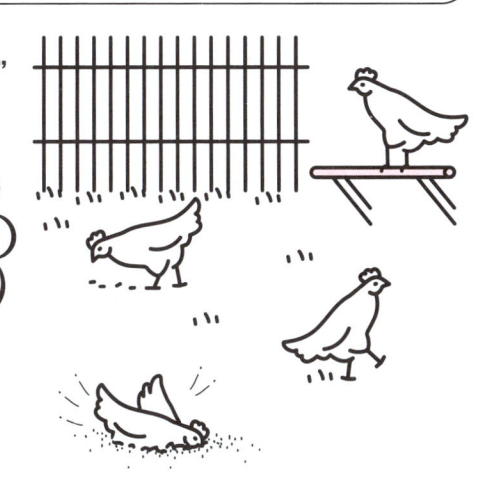

✕ 吃不吃不健康的动物？

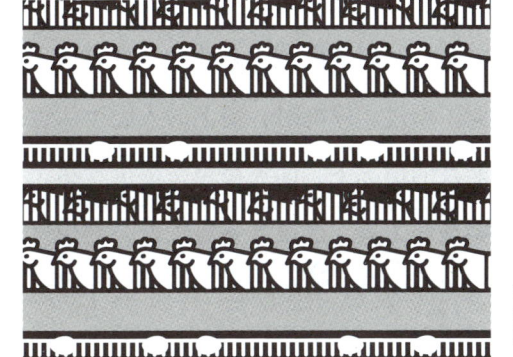

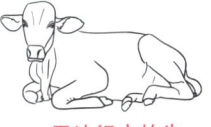

无法行走的牛

无法动弹的鸡

很多人认为"只要能吃，都可以"，但在欧美，越来越多的人倾向于选择被妥善照料的动物产出的肉类。

🍴Point

1 可以描绘店内所用肉类的来源吗？
2 可以描绘店内所用鸡蛋的来源吗？
3 店内的肉类是从幸福的动物身上产出的吗？

303

9-9 遇到灾害时可以为地区社会做些什么

一家店得以生存，离不开当地顾客的支持。要时常思考发生灾害时，自己可以做些什么。

停电了怎么办

如果像 2018 年北海道发生大停电一样，连续停电几天，您的店会如何应对？放在冰箱和冷库中的食材，将无法使用。不恢复用电，可能无法做饭。我们应未雨绸缪，在平时就思考一旦停电，该怎么办，长期停电，应如何应对。

如果能通过利用发电车，开启店内照明系统，并且可使用冰箱的话，可以开门营业。不过，停电时，街上的人们生活也多有不便，建议在力所能及的情况下，向灾民免费提供食物。

如果厨房只有电器类烹饪工具，建议准备煤气灶、丙烷气瓶等，以备不时之需。位于地方城市的店铺，应准备好应急预案。

如果餐厅没受灾，建议开放卫生间等

假如发生大地震，导致停电、停水、停气，基础设施停

摆。如果店铺没有受灾，应在力所能及的范围内，为附近灾民提供服务。

如果可以提供一个直接连接到下水管道或下水井盖的简易卫生间，附近灾民会方便很多。

街角餐车，在紧急情况下，灵活轻便，很有用武之地。如果店里有餐车，只要准备好水，就可以提供热乎乎的食物。

为了地区，为了自己的员工，食材储备无须控制在最低量，应多储备些耐存放的食材，以备不时之需。

建议位于自然灾害疏散路线的店铺做好准备，必要时为灾民开放厕所，成为充电和食物补给站。

是否想好了灾害时的应急预案？

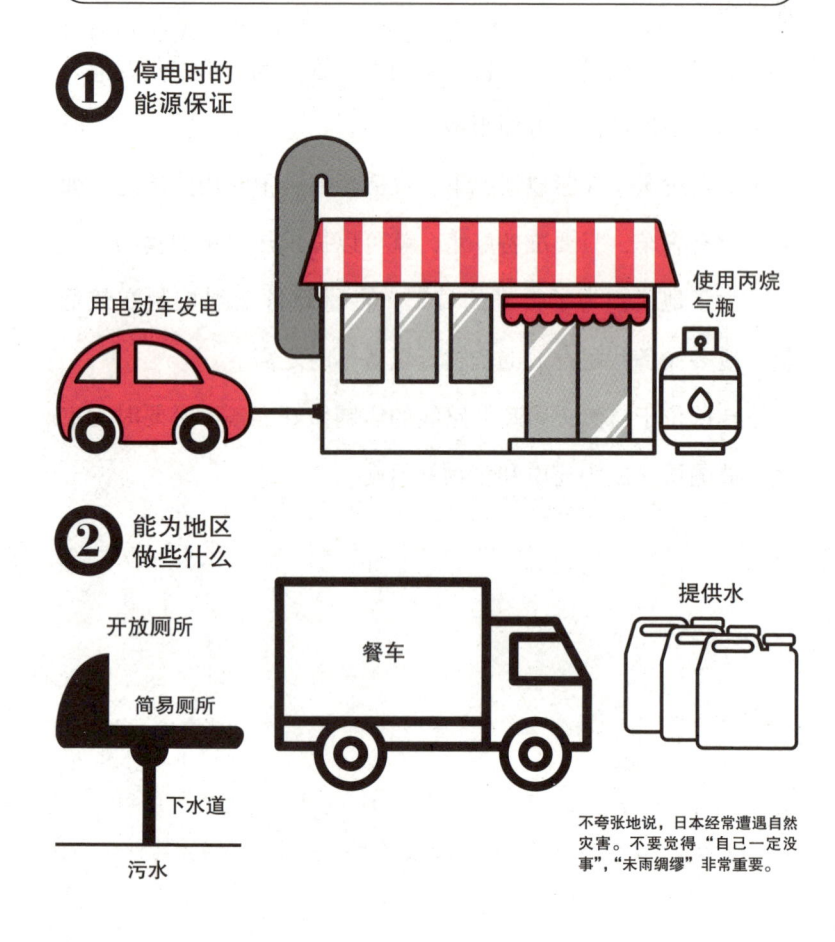

① 停电时的能源保证

用电动车发电

使用丙烷气瓶

② 能为地区做些什么

开放厕所
简易厕所
下水道
污水

餐车

提供水

不夸张地说，日本经常遭遇自然灾害。不要觉得"自己一定没事"，"未雨绸缪"非常重要。

Point

1. 是否考虑好了长期停电时的应对方案？
2. 如果店铺没受灾，应该怎么做？
3. 如果位于灾害疏散路线，应该怎么做？

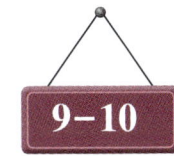

9-10 轮椅和婴儿车能否自由进出

无法提供相应服务的餐厅，应该明确向顾客展示"本店无法接待轮椅和婴儿车"。

方针是否明确

选择为坐轮椅人士提供无障碍环境，还是明确表示"本店无法容纳轮椅"，餐厅对于是否接待轮椅和婴儿车的态度，必须明确。

此外，能否接待坐轮椅客人，需要认真考虑包括卫生间在内的整体环境。假如您的餐厅位于建筑物第二层，即使服务人员可以帮助坐轮椅客人到达二层，如果卫生间的空间无法容纳轮椅，客人也无法在店内用餐。

对于使用老年人手推车和婴儿车的人来说，即使是入口处的一个小台阶，也会成为障碍。也有人因两级台阶而倍感苦恼。您应推着婴儿车等工具，测试一下从大马路到店内的路线（不只是店内），如果发现有台阶，需跟地区政府一起解决。

先明确方针，然后请求地区政府支持。

卫生间的方针是否明确

在车站大楼、商场等区域，不配备卫生间的餐厅越来越多了。

使用婴儿车、手推车、轮椅的顾客，需要大空间的卫生间。对于需要护理的障碍人士而言，可能需要容纳两人以上的卫生间。

有些餐厅的卫生间小到必须标出"本店卫生间很狭小"。我认为，那些无法解决卫生间和台阶等问题的店铺，应明确向顾客展示"本店卫生间很狭小""本店无卫生间"等信息。

我们都会变老，某一天也需要使用轮椅。

希望我们可以迎来一个"所有餐厅入口无台阶，任何顾客都能享受美食、自由使用卫生间"的时代。

第9章｜被称为"优质好店"的重要因素

是否是全用户友好型店铺

❶ 卫生间要尽可能做大

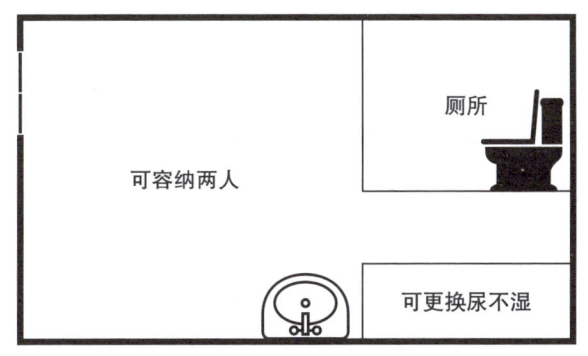

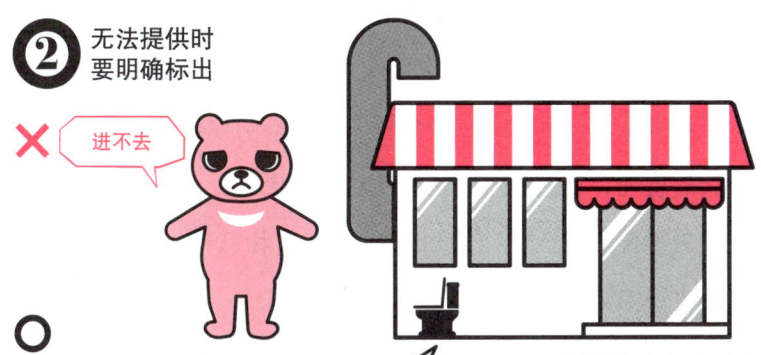

可容纳两人 | 厕所
可更换尿不湿

❷ 无法提供时要明确标出

✗ 进不去

店内有台阶，且人手有限，使用轮椅的客人需要有陪同人员搀扶。此外，本店卫生间狭小，轮椅无法进入，而且卫生间难以容纳两个成年人。

"轮椅被拒"的话题时而会在网络上引发热议。店铺提前向顾客礼貌说明，可以预防网络舆情。

Point
1. 是否确认了入口处的台阶？
2. 店内通道空间是否足够？
3. 大卫生间是否随时可用？

309

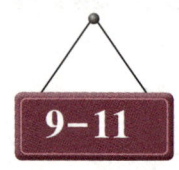

9-11 想带狗狗一起光顾……

允许宠物进入的场所,很受欢迎。遛狗的过程中,顺便在店里享用早餐或咖啡,岂不快哉?

准备一个拴狗区

除导盲犬外,超市和便利店不允许带狗进入。需要在室外设置一个拴狗的地方。

餐厅也一样,我认为需要有拴狗区,并且保证客人可以从店内座位上看到自己的狗。

如果还能为它们提供一个可以喝水的阴凉处,并准备一条长长的狗绳,让它们可以自由活动,就更好了。

最重要的是,从店内可随时确认宠物状态,一旦发生情况,可立即采取行动。

有了这些设备,店内便可以销售狗狗用品了,例如水壶、食盆、狗粮、颈链等。

设立动物运动场

即使位于市区,只要有一点空地,我都建议您配备一个动物运动场。在透过窗户目之所及之处，修建围栏，种植草坪，设立饮水处，并保证部分区域避免太阳直射，打造阴凉处。**因为有动物运动场，每天定时光临的顾客一定会越来越多。**

尤其是行动不便的老年人，会有此需求，因为对于他们而言，遛狗已逐渐成为负担。

今后不仅是狗，给兔子等其他动物一个放松空间的需求也会逐渐增加。

考虑到动物福利问题，在日本，将小狗等放进玻璃笼中销售的活体动物交易行为，将逐渐消失。

如果能配备一个动物运动场，店铺可能会变成受猫狗主人们喜爱的聚集地。

打造允许狗狗同进的餐厅秘诀

❶ 准备一个拴狗区

避免太阳直射

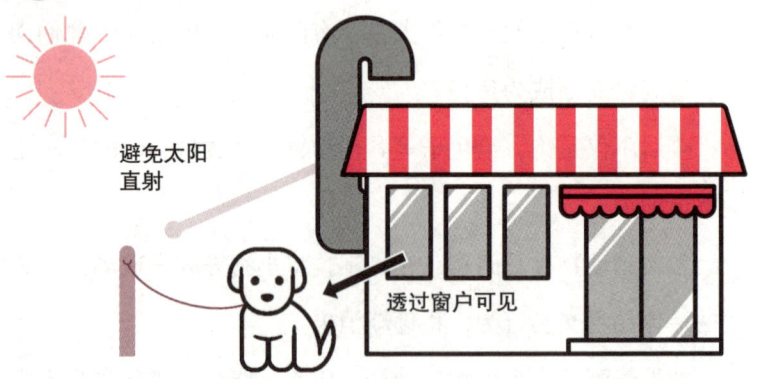

透过窗户可见

❷ 打造动物运动场

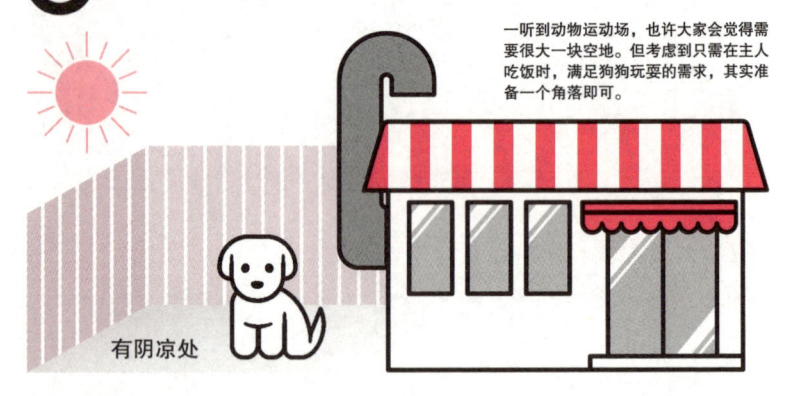

一听到动物运动场,也许大家会觉得需要很大一块空地。但考虑到只需在主人吃饭时,满足狗狗玩耍的需求,其实准备一个角落即可。

有阴凉处

Point

1. 为狗狗准备水和食物
2. 有处理粪便的地方
3. 建好动物运动场后,定期确认粪便等情况

Column

食物中毒患者数量的推移

下边记录了在日本发生的食物中毒事件患者总数。为了避免食物中毒，哪怕减少一个中毒者也好，让我们充分理解食物中毒的发生原理，并努力加以预防。

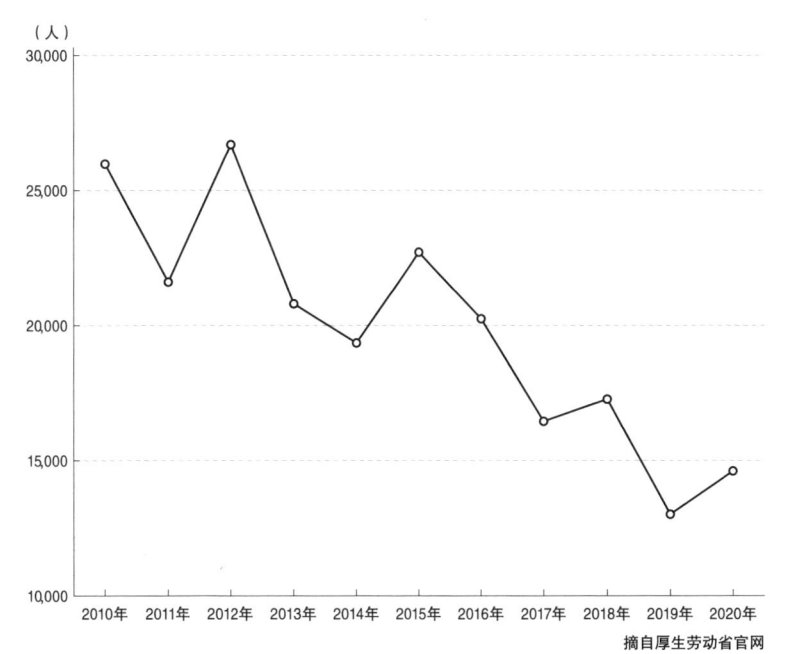

摘自厚生劳动省官网

各细菌类别的中毒患者数量

	2010年	2011年	2012年	2013年	2014年	2015年	2016年	2017年	2018年	2019年	2020年
葡萄球菌	836	792	854	654	1,277	619	698	336	405	393	260
沙门氏菌	2,476	3,068	670	861	440	1,918	704	1,183	640	476	861
出血性大肠杆菌	358	714	392	105	766	156	252	168	456	165	30
诺如病毒	13,904	8,737	18,637	12,672	10,506	14,876	11,397	8,496	8,475	6,889	3,660
副溶血性弧菌	579	87	124	164	47	224	240	97	222	0	3
弯曲杆菌	2,092	2,341	1,834	1,551	1,893	2,089	3,272	2,315	1,995	1,937	901
蜡样芽孢杆菌	155	122	4	98	44	95	125	38	86	229	4

摘自厚生劳动省官网

结 语

从北海道的大学毕业后,我进入一家拥有猪牛屠宰场的食品工厂工作。在那里,我学到了"既然我们已经得到了它们的生命,就应该毫无浪费地全部吃掉"。

之后,我有幸获得了跟一位德国火腿大师学习的机会。在德国,我将处理猪肉时流出的猪血利用了起来,做成香肠,真正学到了"食材的应用尽用"。

再之后,我进入鸡蛋行业工作,我思考将碎鸡蛋、过大或过小的鸡蛋充分利用起来,通过销售煮鸡蛋而非生鸡蛋的形式,来增加附加值,将有凹坑的煮鸡蛋用于制作鸡蛋沙拉三明治。在此期间,我以提升公司利益为先,不断思考如何减少食物浪费。

在那之后,我在一家外资大型超市工作时,学会了为员工的幸福着想,工作时以公司为家。例如,发现他人做法不当时,即使对方是自己的上司,也要及时发出警告。那时适逢日本频频曝出食物作假问题,所以那也是我对日本的食品质量管

结　语

理持质疑态度的一段时期。

然后，我开始了现在的"食品安全教育研究所"的工作，考察了很多国内外的食品工厂、超市、餐厅。检查餐厅时，我会打开厨房里的冰箱，指出很多食品过保质期的问题。

与食品工厂的品质管理相比，餐厅的管理在某些方面比较宽松。不过，餐厅经营的食品种类繁多，且上菜时间短，并不能与食品工厂一概而论。因此，本书从 HACCP 卫生标准和新冠疫情下的卫生管理角度出发，介绍了餐厅容易引入且需要实施的卫生管理方法。

即使新冠疫情结束，未来也可能出现新的流行传染病。我们即使回到了新冠前的状态，也切勿忘记这一点。

此外，"前言"中提到了新冠疫情下餐厅经营艰难的问题，与此同时，越来越多的餐饮业员工因轮班减少，深陷困境。我们已经从只考虑店铺利润的阶段，进入了一个应该时刻考虑员工、区域社会和顾客健康的时代。我们还迎来了一个应关心我们食用的动物、为我们生产鸡蛋和牛奶等动物的幸福的时代。

只关注业绩和利润的时代，已成为过去。我们必须树立餐厅新形象。

我相信，虽处在互联网时代，但手中书籍的价值是不变的。我衷心希望，手持本书的您的餐厅能够拥抱时代的变化，不断进步。

如有疑问、建议、员工培训或讲座等需求，请通过以下网址联系：

Ja8mrx.o.oo7.jp/koujyou1.htm

让我们坚信自由把酒言欢的一天，一定能够到来！

"服务的细节"系列

书　名	ISBN	定　价
服务的细节：卖得好的陈列	978-7-5060-4248-2	26元
服务的细节：为何顾客会在店里生气	978-7-5060-4249-9	26元
服务的细节：完全餐饮店	978-7-5060-4270-3	32元
服务的细节：完全商品陈列115例	978-7-5060-4302-1	30元
服务的细节：让顾客爱上店铺1——东急手创馆	978-7-5060-4408-0	29元
服务的细节：如何让顾客的不满产生利润	978-7-5060-4620-6	29元
服务的细节：新川服务圣经	978-7-5060-4613-8	23元
服务的细节：让顾客爱上店铺2——三宅一生	978-7-5060-4888-0	28元
服务的细节009：摸过顾客的脚，才能卖对鞋	978-7-5060-6494-1	22元
服务的细节010：繁荣店的问卷调查术	978-7-5060-6580-1	26元
服务的细节011：菜鸟餐饮店30天繁荣记	978-7-5060-6593-1	28元
服务的细节012：最勾引顾客的招牌	978-7-5060-6592-4	36元
服务的细节013：会切西红柿，就能做餐饮	978-7-5060-6812-3	28元
服务的细节014：制造型零售业——7-ELEVEn的服务升级	978-7-5060-6995-3	38元
服务的细节015：店铺防盗	978-7-5060-7148-2	28元
服务的细节016：中小企业自媒体集客术	978-7-5060-7207-6	36元
服务的细节017：敢挑选顾客的店铺才能赚钱	978-7-5060-7213-7	32元
服务的细节018：餐饮店投诉应对术	978-7-5060-7530-5	28元
服务的细节019：大数据时代的社区小店	978-7-5060-7734-7	28元
服务的细节020：线下体验店	978-7-5060-7751-4	32元
服务的细节021：医患纠纷解决术	978-7-5060-7757-6	38元
服务的细节022：迪士尼店长心法	978-7-5060-7818-4	28元
服务的细节023：女装经营圣经	978-7-5060-7996-9	36元
服务的细节024：医师接诊艺术	978-7-5060-8156-6	36元
服务的细节025：超人气餐饮店促销大全	978-7-5060-8221-1	46.8元

书　名	ISBN	定　价
服务的细节 026：服务的初心	978-7-5060-8219-8	39.8元
服务的细节 027：最强导购成交术	978-7-5060-8220-4	36元
服务的细节 028：帝国酒店　恰到好处的服务	978-7-5060-8228-0	33元
服务的细节 029：餐饮店长如何带队伍	978-7-5060-8239-6	36元
服务的细节 030：漫画餐饮店经营	978-7-5060-8401-7	36元
服务的细节 031：店铺服务体验师报告	978-7-5060-8393-5	38元
服务的细节 032：餐饮店超低风险运营策略	978-7-5060-8372-0	42元
服务的细节 033：零售现场力	978-7-5060-8502-1	38元
服务的细节 034：别人家的店为什么卖得好	978-7-5060-8669-1	38元
服务的细节 035：顶级销售员做单训练	978-7-5060-8889-3	38元
服务的细节 036：店长手绘 POP引流术	978-7-5060-8888-6	39.8元
服务的细节 037：不懂大数据，怎么做餐饮？	978-7-5060-9026-1	38元
服务的细节 038：零售店长就该这么干	978-7-5060-9049-0	38元
服务的细节 039：生鲜超市工作手册蔬果篇	978-7-5060-9050-6	38元
服务的细节 040：生鲜超市工作手册肉禽篇	978-7-5060-9051-3	38元
服务的细节 041：生鲜超市工作手册水产篇	978-7-5060-9054-4	38元
服务的细节 042：生鲜超市工作手册日配篇	978-7-5060-9052-0	38元
服务的细节 043：生鲜超市工作手册之副食调料篇	978-7-5060-9056-8	48元
服务的细节 044：生鲜超市工作手册之POP篇	978-7-5060-9055-1	38元
服务的细节 045：日本新干线7分钟清扫奇迹	978-7-5060-9149-7	39.8元
服务的细节 046：像顾客一样思考	978-7-5060-9223-4	38元
服务的细节 047：好服务是设计出来的	978-7-5060-9222-7	38元
服务的细节 048：让头回客成为回头客	978-7-5060-9221-0	38元
服务的细节 049：餐饮连锁这样做	978-7-5060-9224-1	39元
服务的细节 050：养老院长的12堂管理辅导课	978-7-5060-9241-8	39.8元
服务的细节 051：大数据时代的医疗革命	978-7-5060-9242-5	38元
服务的细节 052：如何战胜竞争店	978-7-5060-9243-2	38元
服务的细节 053：这样打造一流卖场	978-7-5060-9336-1	38元
服务的细节 054：店长促销烦恼急救箱	978-7-5060-9335-4	38元

书　名	ISBN	定价
服务的细节 055：餐饮店爆品打造与集客法则	978-7-5060-9512-9	58元
服务的细节 056：赚钱美发店的经营学问	978-7-5060-9506-8	52元
服务的细节 057：新零售全渠道战略	978-7-5060-9527-3	48元
服务的细节 058：良医有道：成为好医生的100个指路牌	978-7-5060-9565-5	58元
服务的细节 059：口腔诊所经营88法则	978-7-5060-9837-3	45元
服务的细节 060：来自2万名店长的餐饮投诉应对术	978-7-5060-9455-9	48元
服务的细节 061：超市经营数据分析、管理指南	978-7-5060-9990-5	60元
服务的细节 062：超市管理者现场工作指南	978-7-5207-0002-3	60元
服务的细节 063：超市投诉现场应对指南	978-7-5060-9991-2	60元
服务的细节 064：超市现场陈列与展示指南	978-7-5207-0474-8	60元
服务的细节 065：向日本超市店长学习合法经营之道	978-7-5207-0596-7	78元
服务的细节 066：让食品网店销售额增加10倍的技巧	978-7-5207-0283-6	68元
服务的细节 067：让顾客不请自来！卖场打造84法则	978-7-5207-0279-9	68元
服务的细节 068：有趣就畅销！商品陈列99法则	978-7-5207-0293-5	68元
服务的细节 069：成为区域旺店第一步——竞争店调查	978-7-5207-0278-2	68元
服务的细节 070：餐饮店如何打造获利菜单	978-7-5207-0284-3	68元
服务的细节 071：日本家具家居零售巨头 NITORI 的成功五原则	978-7-5207-0294-2	58元
服务的细节 072：咖啡店卖的并不是咖啡	978-7-5207-0475-5	68元
服务的细节 073：革新餐饮业态：胡椒厨房创始人的突破之道	978-7-5060-8898-5	58元
服务的细节 074：餐饮店简单改换门面，就能增加新顾客	978-7-5207-0492-2	68元
服务的细节 075：让 POP 会讲故事，商品就能卖得好	978-7-5060-8980-7	68元

书 名	ISBN	定价
服务的细节076：经营自有品牌	978-7-5207-0591-2	78元
服务的细节077：卖场数据化经营	978-7-5207-0593-6	58元
服务的细节078：超市店长工作术	978-7-5207-0592-9	58元
服务的细节079：习惯购买的力量	978-7-5207-0684-1	68元
服务的细节080：7-ELEVEn的订货力	978-7-5207-0683-4	58元
服务的细节081：与零售巨头亚马逊共生	978-7-5207-0682-7	58元
服务的细节082：下一代零售连锁的7个经营思路	978-7-5207-0681-0	68元
服务的细节083：唤起感动	978-7-5207-0680-3	58元
服务的细节084：7-ELEVEn物流秘籍	978-7-5207-0894-4	68元
服务的细节085：价格坚挺，精品超市的经营秘诀	978-7-5207-0895-1	58元
服务的细节086：超市转型：做顾客的饮食生活规划师	978-7-5207-0896-8	68元
服务的细节087：连锁店商品开发	978-7-5207-1062-6	68元
服务的细节088：顾客爱吃才畅销	978-7-5207-1057-2	58元
服务的细节089：便利店差异化经营——罗森	978-7-5207-1163-0	68元
服务的细节090：餐饮营销1：创造回头客的35个开关	978-7-5207-1259-0	68元
服务的细节091：餐饮营销2：让顾客口口相传的35个开关	978-7-5207-1260-6	68元
服务的细节092：餐饮营销3：让顾客感动的小餐饮店"纪念日营销"	978-7-5207-1261-3	68元
服务的细节093：餐饮营销4：打造顾客支持型餐饮店7步骤	978-7-5207-1262-0	68元
服务的细节094：餐饮营销5：让餐饮店坐满女顾客的色彩营销	978-7-5207-1263-7	68元
服务的细节095：餐饮创业实战1：来，开家小小餐饮店	978-7-5207-0127-3	68元
服务的细节096：餐饮创业实战2：小投资、低风险开店开业教科书	978-7-5207-0164-8	88元

书　名	ISBN	定价
服务的细节097：餐饮创业实战3：人气旺店是这样做成的！	978-7-5207-0126-6	68元
服务的细节098：餐饮创业实战4：三个菜品就能打造一家旺店	978-7-5207-0165-5	68元
服务的细节099：餐饮创业实战5：做好"外卖"更赚钱	978-7-5207-0166-2	68元
服务的细节100：餐饮创业实战6：喜气的店客常来，快乐的人福必至	978-7-5207-0167-9	68元
服务的细节101：丽思卡尔顿酒店的不传之秘：超越服务的瞬间	978-7-5207-1543-0	58元
服务的细节102：丽思卡尔顿酒店的不传之秘：纽带诞生的瞬间	978-7-5207-1545-4	58元
服务的细节103：丽思卡尔顿酒店的不传之秘：抓住人心的服务实践手册	978-7-5207-1546-1	58元
服务的细节104：廉价王：我的"唐吉诃德"人生	978-7-5207-1704-5	68元
服务的细节105：7-ELEVEn一号店：生意兴隆的秘密	978-7-5207-1705-2	58元
服务的细节106：餐饮连锁如何快速扩张	978-7-5207-1870-7	58元
服务的细节107：不倒闭的餐饮店	978-7-5207-1868-4	58元
服务的细节108：不可战胜的夫妻店	978-7-5207-1869-1	68元
服务的细节109：餐饮旺店就是这样"设计"出来的	978-7-5207-2126-4	68元
服务的细节110：优秀餐饮店长的11堂必修课	978-7-5207-2369-5	58元
服务的细节111：超市新常识1：有效的营销创新	978-7-5207-1841-7	58元
服务的细节112：超市的蓝海战略：创造良性赢利模式	978-7-5207-1842-4	58元
服务的细节113：超市未来生存之道：为顾客提供新价值	978-7-5207-1843-1	58元
服务的细节114：超市新常识2：激发顾客共鸣	978-7-5207-1844-8	58元
服务的细节115：如何规划超市未来	978-7-5207-1840-0	68元

书　名	ISBN	定　价
服务的细节116：会聊天就是生产力：丽思卡尔顿的"说话课"	978-7-5207-2690-0	58元
服务的细节117：有信赖才有价值：丽思卡尔顿的"信赖课"	978-7-5207-2691-7	58元
服务的细节118：一切只与烤肉有关	978-7-5207-2838-6	48元
服务的细节119：店铺因顾客而存在	978-7-5207-2839-3	58元
服务的细节120：餐饮开店做好4件事就够	978-7-5207-2840-9	58元
服务的细节121：永旺的人事原则	978-7-5207-3013-6	59.80元
服务的细节122：自动创造价值的流程	978-7-5207-3022-8	59.80元
服务的细节123：物流改善推进法	978-7-5207-2805-8	68元
服务的细节124：顾客主义：唐吉诃德的零售设计	978-7-5207-3400-4	59.80元
服务的细节125：零售工程改造老化店铺	978-7-5207-3401-1	59.90元
服务的细节126："笨服务员"解决术1：服务的分寸感	978-7-5207-3559-9	58.00元
服务的细节127："笨服务员"解决术2：培养有"眼力见"的员工	978-7-5207-3560-5	58.00元
服务的细节128："笨服务员"解决术3：服务礼仪，就这样做、这么想	978-7-5207-3561-2	58.00元
服务的细节129："笨服务员"解决术4：治愈顾客情绪	978-7-5207-3562-9	58.00元
服务的细节130："笨服务员"解决术5：捕捉顾客的真实想法	978-7-5207-3563-6	58.00元
服务的细节131：我是厨师，我想开自己的店	978-7-5207-3569-8	59.80元
服务的细节132：餐饮店"零成本策略"：不花一分钱的揽客妙招	978-7-5207-2125-7	59.80元
服务的细节133：新医患纠纷解决术	978-7-5207-3998-6	68.00元
服务的细节134：增加顾客的34则话术	978-7-5207-4054-8	58.00元

书　　名	ISBN	定　价
服务的细节135：牙科诊所创业	978-7-5207-4011-1	58.00元
服务的细节136：提高成交率的50个销售技巧	978-7-5207-4053-1	58.00元
服务的细节137：餐饮店卫生管理	978-7-5207-4402-7	63.80元
服务的细节138：像销冠一样卖鞋	978-7-5207-4403-4	49.80元

关于"服务的细节丛书"介绍：

东方出版社从 2012 年开始关注餐饮、零售、酒店业等服务行业的升级转型，为此从日本陆续引进了一套"服务的细节"丛书，是东方出版社"双百工程"出版战略之一，专门为中国服务业产业升级、转型提供思想武器。

所谓"双百工程"，是指东方出版社计划用 5 年时间，陆续从日本引进并出版在制造行业独领风骚、服务业有口皆碑的系列书籍各 100 种，以服务中国的经济转型升级。我们命名为"精益制造"和"服务的细节"两大系列。

我们的出版愿景："通过东方出版社'双百工程'的陆续出版，哪怕我们学到日本经验的一半，中国产业实力都会大大增强！"

到目前为止"服务的细节"系列已经出版 138 本，涵盖零售业、餐饮业、酒店业、医疗服务业、服装业等。

更多酒店业书籍请扫二维码

了解餐饮业书籍请扫二维码

了解零售业书籍请扫二维码

图字：01-2023-2404 号

ZUKAI INSHOKUTEN NO EISEIKANRI
by Hirokazu Kawagishi
Copyright © Hirokazu Kawagishi 2021
All rights reserved.
Original Japanese edition published by Nippon Jitsugyo Publishing Co., Ltd., Tokyo.
This Simplified Chinese language edition published by arrangement with
Nippon Jitsugyo Publishing Co., Ltd., Tokyo in care of Tuttle-Mori Agency, Inc.,
Tokyo through Hanhe International (HK) Co., Ltd.

图书在版编目（CIP）数据

餐饮店卫生管理 /（日）河岸宏和著；冯晶译.
北京：东方出版社，2025.4. --（服务的细节）.
ISBN 978-7-5207-4402-7

Ⅰ. R155.6
中国国家版本馆 CIP 数据核字第 2025BP9142 号

服务的细节 137：餐饮店卫生管理
(FUWU DE XIJIE 137：CANYIN DIAN WEISHENG GUANLI)

| 作　　者：[日] 河岸宏和 |
| 译　　者：冯　晶 |
| 责任编辑：高琛倩 |
| 出　　版：东方出版社 |
| 发　　行：人民东方出版传媒有限公司 |
| 地　　址：北京市东城区朝阳门内大街 166 号 |
| 邮　　编：100010 |
| 印　　刷：北京联兴盛业印刷股份有限公司 |
| 版　　次：2025 年 4 月第 1 版 |
| 印　　次：2025 年 4 月第 1 次印刷 |
| 开　　本：880 毫米×1230 毫米　1/32 |
| 印　　张：10.625 |
| 字　　数：202 千字 |
| 书　　号：ISBN 978-7-5207-4402-7 |
| 定　　价：63.80 元 |
| 发行电话：(010) 85924663　85924644　85924641 |

版权所有，违者必究
如有印装质量问题，我社负责调换，请拨打电话：(010) 85924602　85924603